Christel Kannegießer-Leitner

Ihr könnt mir wirklich helfen

Christel Kannegießer-Leitner

Ihr könnt mir wirklich helfen

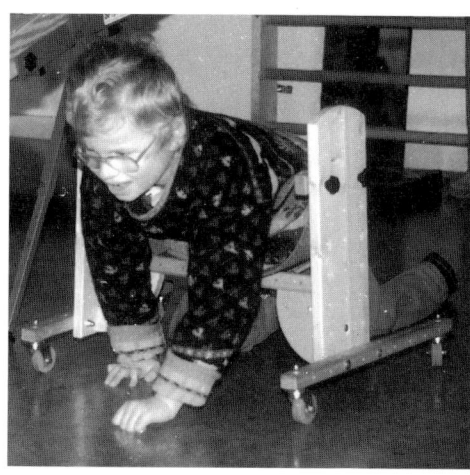

Ein Leitfaden
für Eltern,
Therapeuten,
Ärzte
und Pädagogen

Psychomotorische Ganzheitstherapie für entwicklungsauffällige und mehrfach behinderte Kinder

PFLAUM

Inhalt

Einleitung _____ 7

1 Frank-Udo – oder wie der Stein ins Rollen kam _____ 8

2 Die Psychomotorische Ganzheitstherapie und was sich hinter dieser Bezeichnung verbirgt _____ 12

2.1 Gemeinsamkeiten mit anderen ganzheitlichen Therapieformen _____ 14
2.2 Doman-Elemente als sinnvolle Ergänzung _____ 17
2.3 Fragwürdige Elemente aus der Doman-Therapie __ 41
2.4 Diskussion _____ 50
2.5 Zusammenfassung _____ 55
2.6 Literaturverzeichnis zum Kapitel 2 _____ 57

3 Beschreibung eines Vorstellungstermins _____ 61

4 Die Durchführung der Psychomotorischen Ganzheitstherapie — 65

5 Die Bedeutung von Einführungsseminaren — 68

6 Fallbeispiele aus meiner Praxis — 70

6.1 Elena *(Grundschulkind mit minimalen Teilleistungsstörungen)* — 71
6.2 Raphael *(5jähriger Junge mit spastischer Tetraplegie und motorischer Spracherwerbsstörung)* — 73
6.3 Hans-Joachim *(12jähriger Schüler mit psychomotorischer Entwicklungsstörung)* — 78
6.4 Sylvia *(10jährige Schülerin mit psychomotorischer Entwicklungsstörung unklarer Genese)* — 84
6.5 Heiko M. *(22jähriger junger Mann mit Verlust des Kurzzeitgedächtnisses nach Tauchunfall)* — 89
6.6 Stefanie *(10jähriges Mädchen mit Noonan-Syndrom)* — 94
6.7 Johannes *(5jähriger Junge mit Zustand nach Cerebellitis)* — 99
6.8 Silvan *(4jähriger Junge mit psychomotorischer Retardierung und rechtsbetonter Cerebralparese sowie sensomotorischer Spracherwerbsstörung)* — 107
6.9 Christine N. *(26jährige Frau mit Zustand nach Schädelhirntrauma)* — 114
6.10 Martin *(4jähriges Kind mit Teilleistungstörungen und Sprachentwicklungsverzögerung)* — 119
6.11 Christoph *(12jähriger Gymnasiast mit Rechtschreibschwäche im Sinne minimaler Teilleistungsstörungen)* — 123

7 Beobachtungen — 127

7.1 Die taktil-kinästhetische Wahrnehmung in Wechselwirkung mit der Motorik — 127
7.2 Der sinnvolle Einsatz von Kreuzmusterübungen — 129
7.3 Die Bedeutung des frühen Erkennens von Entwicklungsauffälligkeiten — 137
7.4 Legasthenie – nicht nur ein pädagogisches, sondern auch ein medizinisches Problem — 139
7.5 Konzentrationsschwäche – ein Sammelbegriff — 141
7.6 Sehschärfenbestimmung – ein leider oft vernachlässigtes Detail — 142
7.7 Schielen als Symptom mit unterschiedlichen Ursachen — 143
7.8 Die Belastung durch Therapeutenbesuche im Vergleich zur Belastung durch ein Heimprogramm — 144
7.9 Zusammenarbeit von Elternhaus, Kindergarten und Schule — 146
7.10 Wer kommt als Therapiehelfer in Frage? — 147
7.11 Das heutige Selbstbewußtsein von Familien mit behinderten Kindern als neue Antriebskraft — 148
7.12 Wann ist ein Fortschritt ein Fortschritt? — 149
7.13 Die Rolle der Geschwister — 157
7.14 Literaturverzeichnis zum Kapitel 7 — 160

Nachwort — 161

Dank — 163

Glossar — 166

Bezugsquellen, Herstellfirmen — 173

Einleitung

Eltern mit einem entwicklungsauffälligen oder einem behinderten Kind müssen nicht nur verstehen lernen, wie und in welchem Umfang ihr Kind in der Entwicklung beeinträchtigt ist. Sie müssen auch lernen, wie sie mit ihrem Kind umgehen, wie sie es bestmöglich fördern können. Immer mehr Eltern sind selbstbewußt genug zu fordern, daß sie in diese Förderung ihres Kindes stärker mit einbezogen werden als bisher. Dies bedeutet für den behandelnden Arzt und die Therapeuten, daß sie ein Teil ihres Wissens an die Eltern weitergeben müssen, damit diese ihre neuen Aufgaben als Co-Therapeuten möglichst sicher und selbständig erledigen können. Auf diese Art entsteht eine Zusammenarbeit zwischen Eltern, Ärzten und Therapeuten, in deren Mittelpunkt das Kind mit seinen speziellen Problemen steht. Für Eltern, die lieber einen solchen Weg gehen wollen als therapieren zu lassen, ist dieses Buch geschrieben – ebenfalls für Ärzte und Therapeuten, die diese Eltern hierbei unterstützen wollen. Ich möchte hierdurch besonders Eltern, aber auch gerade meine Kollegen ermuntern, neue Wege zu erkunden. Wenn hierbei Bewährtes nicht einfach über Bord geworfen wird, sondern erhalten bleibt, kann die Kombination aus Neuem und Erprobtem häufig effektiver sein als eines von beiden allein.

Immer mehr Eltern möchten intensiver mit den Therapeuten zusammenarbeiten

1 Frank-Udo oder wie der Stein ins Rollen kam

Mit Frank-Udo fing alles an

Dieses Buch handelt im eigentlichen Sinn nicht von meinem Sohn Frank-Udo. Aber mit Frank-Udo fing alles an, also muß auch dieses Buch mit ihm beginnen: Bereits in der Klinik, in den ersten Tagen nach seiner Geburt, zeigten sich bei ihm deutliche Anpassungsschwierigkeiten. Doch Sorgen in bezug auf seine Entwicklung machten mein Mann und ich uns damals noch nicht, auch wenn bei Frank-Udo alles viel problematischer verlief als bei unseren beiden größeren Töchtern. Wir waren einfach nur stolze und glückliche Eltern.

Heute, neun Jahre später, haben wir insgesamt vier Kinder. Heute denken wir etwas wehmütig an diese Anfangszeit mit Frank-Udo zurück, denn jetzt sehen und wissen wir, daß er niemals so sein wird wie andere Kinder. Mit seinen neun Jahren kann er noch nicht frei laufen, er kann kaum Sprache verstehen und schon gar nicht sprechen. Aber er ist durch und durch glücklich. Frank beobachten heißt einen Menschen sehen, der Lebensgenuß pur lebt. Er versteht nicht viel von seiner Umwelt, aber wenn er voller Begeisterung über seine neu errungenen Krabbelkünste aus vollem Herzen lacht, oder wenn er mit seinen drei Schwestern lautstark voller Freude herumtobt, stelle ich immer wieder fest: Wir sind auch heute noch stolz auf ihn, stolz auf seine bescheidenen Leistungen und glücklich in seiner Gegenwart, auch wenn wir uns alles ganz anders vorgestellt hatten. In diesem Buch dreht sich hauptsächlich der Anfang um Frank-Udo.

Der Rest hat nur marginal mit ihm zu tun. Doch Frank-Udo brachte den Stein ins Rollen: Er wurde zum Anlaß für meine heutige Arbeit, die ich auf den folgenden Seiten beschreiben möchte.

Die Anfangszeit mit Frank-Udo war für uns alle recht anstrengend. Er war sehr häufig krank. Aber auch in seinen gesunden Phasen schlief er während seiner Säuglingszeit fast nur von nachts 3.30 Uhr bis 7.00 Uhr morgens. Den Rest des Tages schlief er lediglich hin und wieder einmal eine halbe Stunde zwischendurch. Das genügte ihm vollständig, mir allerdings kaum. Zusätzlich kamen noch Sorgen in bezug auf seine Entwicklung hinzu. Mit drei Monaten wurde dann von unserer Kinderärztin die Diagnose einer »Zentralen Koordinationsstörung« gestellt, wobei Frank-Udo allerdings in den Augen der meisten anderen Leute einfach als Spätentwickler galt. Mit einem Jahr jedoch konnte er noch nicht sitzen, noch nicht robben und krabbeln. In Bauchlage hob er für wenige Sekunden den Kopf. Seine Greiffunktion hatte sich ebenfalls nur leicht gebessert. Die Aufmerksamkeit seiner Umgebung gegenüber war inzwischen nach der Anpassung von Hörgeräten zwar sichtbar gestiegen, dennoch konnte man nur schlecht einordnen, was er verstand und was nicht. Somit waren trotz konsequenter Vojta-Therapie, kombiniert mit Ergotherapie und Bobath-Therapie, die Fortschritte im ersten Lebensjahr leider nur minimal. Als Frank-Udo noch dazu die Vojta-Therapie immer mehr ablehnte, mit panikartigem Gebrüll darauf antwortete und sogar mit Temperaturerhöhung reagierte, machte uns unsere damalige Krankengymnastin klar, daß ich einen anderen Weg für ihn suchen mußte.

Zu diesem Zeitpunkt, Oktober 1989, hörte ich erstmalig von der Doman-Therapie zur Förderung behinderter Kinder und begann mich dafür zu interessieren, wo hierfür Therapeuten zu finden seien. Nach vielen Bemühungen stieß ich zufällig auf einen Therapeuten in Mainz. Dieser klärte mich sogleich darüber auf, daß er zwar ganzheitlich orientierte Heimprogramme für behinderte Kinder erarbeite, die auch Doman-

Frank-Udos Säuglingszeit

Übungen enthalten, aber nicht die reine Doman-Therapie vertrete. Das war mir bei originalen Doman-Therapieprogrammen von zwölf Stunden am Tag nur recht, denn allein schon wegen Frank-Udos Schwestern hielt auch ich nichts von solcher Übertherapie. Schließlich hatten alle drei Kinder und auch mein Mann ein gewisses Anrecht auf meine Zuwendung und Zeit, nicht nur Frank-Udo. Wir begannen mit der Therapie im Januar 1990. Zwar erforderte die Durchführung eines solchen Therapieprogrammes einiges an Umorganisation, da für mehrere Übungen zwei bis drei Helfer gleichzeitig benötigt wurden. Doch war es insgesamt leichter für mich, dieses Heimprogramm durchzuführen, denn die Wege zur Krankengymnastin, Ergotherapeutin usw. entfielen. Die eingebrachte Zeit wurde jetzt gezielt für Übungen benützt. Unterstützt wurde ich von Therapiehelfern, Zivildienstleistenden, meiner Mutter und Helfern aus meinem Freundeskreis.

Der Beginn mit der ganzheitlichen Heimtherapie

Bereits im März 1990 begann Frank-Udo auf der schrägen Übungstherapierampe zu robben. Im Sommer konnte er es dann auf dem Boden, allerdings noch nicht komplett im Kreuzmuster. Auch wurde Frank-Udo kräftiger und stabiler, bekam mehr Appetit, und vor allem besserte sich sein Schlafverhalten. Zwar war er nachts immer noch circa fünf bis acht Mal wach und mußte kurz versorgt werden. Doch pendelte es sich zunehmend mehr ein, daß er zwischen 23.30 Uhr und 6.30 Uhr im Bett war. Dies war für uns schon eine deutliche Verbesserung und Entlastung.

Die ersten Fortschritte

Im Dezember 1990 wurde dann in der Kinderneurologischen Klinik in Heidelberg die wirkliche Diagnose bei Frank-Udo gestellt: ohne komplizierte technische Untersuchungsverfahren, sondern allein mit ärztlicher Intuition und Erfahrung. Die Diagnose eines Angelman-Syndroms war für uns zunächst wie ein Schock, denn jetzt sah die Prognose viel düsterer aus als vorher. Trotzdem blieben wir bei der eingeschlagenen Therapierichtung, auch wenn uns signalisiert wurde, daß Frank-Udo nie frei laufen können würde.
Inzwischen liegen viele Stunden angefüllt mit Übungen un-

Die Diagnose Angelman-Syndrom

terschiedlichster Art hinter uns. Frank-Udo kann jetzt robben, im Kreuzmuster krabbeln und mit Unterstützung laufen. Er läuft jeden Tag in den Lebenshilfekindergarten und zurück, immerhin eine Strecke von insgesamt fast fünf Kilometern, streckenweise nur noch an einer Hand gehalten. Ob er, wie ich hoffe, eines Tages wirklich frei laufen können wird, weiß niemand. Sicher ist jedoch, daß diese positive Entwicklung nur durch viel Therapie bzw. konsequentes Üben zu erreichen war und auch in Zukunft weitere Fortschritte bei Frank nicht von alleine kommen werden. Da wir trotz unseres Optimismus' Realisten sind, wissen wir gleichzeitig, daß bei Kindern mit Angelman-Syndrom die geistige Behinderung und auch die fehlende Sprache kaum beeinflußt werden können, egal mit welcher Therapie. Somit ist unser Ziel klar vorgegeben und unser Weg dorthin auch.

Fortschritte sind nur durch konsequentes Üben möglich

2 Die Psychomotorische Ganzheitstherapie und was sich hinter dieser Bezeichnung verbirgt

Was heißt Psychomotorische Ganzheitstherapie

Zunehmend mehr begann mein Interesse für die Förderung und Therapie behinderter Kinder zu wachsen, bis ich dieses Interesse letztendlich zu meinem Beruf machte. In meiner Praxis erstelle ich Therapieprogramme nicht nur für behinderte Kinder, sondern auch für Kinder, die lediglich minimale Teilleistungsstörungen aufweisen, und auch für Erwachsene. Da alle diese Patienten entsprechend ihrer jeweiligen Entwicklung und entsprechend ihrer speziellen Beeinträchtigung ganz individuelle Förderung benötigen, ziehe ich es vor, mich nicht auf eine einzige Schule festzulegen, sondern erstelle meine Therapieprogramme unter Einbeziehung der unterschiedlichsten Methoden, die zur Zeit auf diesem Gebiet eingesetzt werden. Hauptsächlich enthalten meine Therapieprogramme Übungen nach BOBATH, AYRES, SCHMID-GIOVANNINI, MORALES, KIPHARD, FRÖHLICH. und PADOVAN. Zusätzlich integriere ich in diese Programme bei Bedarf noch vereinzelt Übungen aus der Doman-Therapie.

Auch wenn es nicht den Tatsachen entspricht, wird doch immer wieder aus diesem Grund meine Arbeit mit dem Namen »Doman-Delacato-Therapie« belegt. Insofern möchte ich speziell auf diese Therapieform näher eingehen und begründen, warum ich zwar Einzelelemente daraus übernehme, aber mich von weiten Teilen distanziere.

Kaum eine Therapie hat in den letzten Jahren die betroffenen Gemüter so erregt wie die sogenannte »Doman-Delacato-Therapie«. Während die Befürworter in dieser Therapie die alleinige Möglichkeit zur Rettung ihres hirngeschädigten Kindes sahen, argumentierten die Gegner mit Worten wie »ethischer Bedenklichkeit« oder auch »grenzt an Kindesmißhandlung« [18]. Eine solche emotional aufgeladene Diskussion machte eine Annäherung schier unmöglich. Hinzu kam, daß der Einfachheit halber von der »Doman-Delacato-Therapie« gesprochen wurde und wird, wenn in Wirklichkeit eine Anzahl recht unterschiedlicher Therapieformen gemeint ist. Hierauf möchte ich in diesem Kapitel näher eingehen und zum besseren Verständnis zunächst kurz die historische Entwicklung dieser Therapieform darstellen:

Die historische Entwicklung der Doman-Delacato-Therapie

Die Therapie basiert auf den Arbeiten von Temple FAY, einem noch heute angesehenen Neurochirurgen aus den USA. Ihre Grundlagen wurden zunächst in den 50er Jahren von DOMAN [10] und DELACATO [8] in Philadelphia/USA formuliert. In diesen Anfangszeiten wurde der Name »Doman-Delacato-Therapie« geprägt. Verschiedene Therapeuten und Institute aus Deutschland, England und Belgien entnahmen dieser »Doman-Delacato-Therapie« einzelne Elemente und ergänzten diese durch weitere Übungen aus anerkannten und bekannten Therapieformen. Gemeinsam ist ihnen, daß ihre Therapieprogramme ganzheitlich ausgerichtet sind und daß es sich auch um sogenannte Heimprogramme handelt. Es finden sich zwar in deren Therapieprogrammen nach wie vor Übungen, die auf DOMAN und DELACATO zurückgehen. Aber klassische Doman-Delacato-Übungen machen jeweils, so auch bei meinen Patienten, nur einen kleinen Teil dieser Therapieprogramme aus. Denn die meisten Übungen aus der »Doman-Delacato-Therapie« sind Allgemeingut und in der Therapie hirngeschädigter Patienten nicht nur dieser Therapieform zuzurechnen.

2.1 Gemeinsamkeiten mit anderen ganzheitlichen Therapieformen

Obwohl es durch die verschiedenen Therapeuten und Institute zu einem deutlichen Unterschied zwischen deren jeweiligen Therapieformen gekommen ist, sind folgende **Gemeinsamkeiten** festzuhalten, wobei die meisten dieser Überlegungen auch bei anderen Autoren bzw. Therapeuten zu finden sind:

2.1.1 Das Gehirn benötigt für seine **Weiterentwicklung Reize von außen** [24, 45].

2.1.2 Die **Plastizität** vor allem des kindlichen Gehirns wird der Therapie als Voraussetzung zugrundegelegt [31, 32, 36, 37, 45].

2.1.3 Um eine **Plastizität** auszuschöpfen, sind **intensive, häufige und über einen längeren** Zeitraum durchgeführte Übungen erforderlich [23, 24], wobei viele kleinere Informationsangebote für das Gehirn besonders effektiv sind [23, 24].

2.1.4 **Anpassungsreaktionen** entstehen aufgrund vorher »gelernter« und »gespeicherter« Bewegungsfolgen [39]. Dieses Beispiel aus dem motorischen Bereich zeigt ebenfalls Parallelen in anderen Bereichen.

2.1.5 **Das Gehirn arbeitet als Ganzes.** Die Therapie umfaßt deshalb viele Bereiche zugleich. Die Übungen dienen der Verbesserung in den Bereichen Fortbewegung, Hören, Sprechen, Sehen, Empfindung, Tasten, Schmecken, Riechen, Verstehen und Greifen, wobei besonderer Wert auf die taktil-kinästhetische Wahrnehmung in ihrer Bedeutung für die Motorik gelegt wird [3, 4, 7, 39, 41].

2.1.6 Durch alle Therapieprogramme zieht sich die Verbesserung in den **Kreuzmusterbewegungen** [9, 26] wie ein roter Faden. Auf diese Kreuzmusterbewegungen wird nicht nur bei Kindern, die sich kaum oder nur schwer vorwärts bewegen können, Wert gelegt [48], sondern

• Körpermotorik • Gleichgewicht und Koordination • Tastempfinden und Eigenwahrnehmung • Handfunktion • Sehvermögen und Augenbeweglichkeit • Gehör und Sprachverständnis • Sprache und Mundmotorik • Riechen und Schmecken • Atmung • Intelligenz • Sozialverhalten • Ernährung	**DIAGNOSTIK ➡ THERAPIE**

***Abb. 1:** Bereiche, aus denen sich Diagnostik und Therapie zusammensetzen.*

auch bei Kindern, die schon – oberflächlich betrachtet – einwandfrei laufen können, z.B. mit einer Minimalen Cerebralen Dysfunktion (MCD) bzw. mit minimalen Teilleistungsstörungen. Es gibt meines Wissens keine wissenschaftliche Begründung, warum eine Verbesserung der Kreuzmusterbewegungen zu einer Verbesserung in anderen Bereichen führen kann. Jedoch ist immer wieder festzustellen, wie Sie auch bei meinen Patienten (Beispiele in Kap. 6) sehen können, daß hier ein deutlicher Zusammenhang besteht. Näher möchte ich auf diese Zusammenhänge im Kapitel 7.8 eingehen.

2.1.7 Die von DOMAN in den 50er Jahren formulierte Theorie geht von einem stufenweisen Gehirnaufbau mit Zuordnung bestimmter Funktionen zu den entsprechenden Gehirnebenen aus [10]. Diese Theorie ist für Laien bestechend einfach, vor allem gegenüber der komplexen Wirklichkeit der tatsächlichen Arbeitsweise des Gehirns [27, 45]. Die meisten Therapeuten und Institute distanzieren sich jedoch von dieser veralteten Theorie (s. Kap. 2.3.1). Ebenfalls von DOMAN, aber auch von vielen anderen wird formuliert, daß die **Ontogenese die Phylogenese wiederholt** [45].

Therapie-programm und Therapiedauer Diese Gemeinsamkeiten zwischen den Therapeuten und Instituten in den theoretischen Grundlagen führen zu Therapieprogrammen, die sich im Kern sehr ähneln. In Feinheiten weichen sie jedoch zum Teil stark voneinander ab [19]. Es können Äußerlichkeiten sein wie z.B. die tägliche Therapiedauer. Denn während DOMAN selbst nach wie vor Therapieprogramme mit einer täglichen Therapiedauer von 8–12 Stunden, einer 7 Tage dauernden Therapiewoche und dem Verzicht auf einen therapiefreien Urlaub vorgibt, sind die gesamten Übungszeiten bei den anderen Therapeuten und Instituten deutlich geringer und eher auf das betroffene Kind und die dazu gehörende Familie abgestimmt. Von etlichen wird sogar eindeutig Wert auf therapiefreie Tage und therapiefreien Urlaub gelegt. Jedoch liegen auch die Schwerpunkte, was spezielle Übungen anbelangt, bei den einzelnen Therapeuten und Instituten auf jeweils anderen Bereichen. Dies richtet sich danach, nach welchen weiteren Methoden Übungen in die Therapieprogramme integriert werden. Miteinbezogen werden Übungen aus anerkannten Therapie-

Integrierte Therapie-methoden methoden, individuell auf jedes Kind miteinander abgestimmt, je nach Therapeut und Institut mit unterschiedlichen Schwerpunkten.

Doch gibt es auch Konzepte, von denen andere sich distanzieren, z.B. von der Anwendung der Atemmaschine, von einer Megaversorgung mit Vitaminen oder auch von einer Flüssigkeitsreduktion zur Vermeidung eines Gehirnödems. Gerade die letztgenannten drei Punkte stellen Kritikpunkte dar, die nicht allen Therapeuten und Instituten zur Last gelegt werden dürfen, auch wenn einzelne sich dafür entscheiden sollten (s. Kap. 2.3.5, S. 45).

Die Doman-Therapie Gerade die Doman-Therapie und die Delacato-Therapie lassen sich nicht, wie leider schon oft erfolgt, mit wenigen Sätzen charakterisieren. Aus diesem Grund möchte ich versuchen, die Vor- und Nachteile besonders der Doman-Therapie im Folgenden herauszuarbeiten. Da die Delacato-Therapie hauptsächlich bei autistischen Kindern angewandt wird [8] und insgesamt wesentlich weniger im Brennpunkt der Kritik gestanden hat, werde ich mich auf eine Stellungnahme zur Doman-Therapie beschränken. Um Verwirrungen begrifflicher Art zu vermeiden, bezeichne ich jeweils nur die Therapieprogramme der »Institutes for The Achievement of Human Potential« (IAHP) mit ihrem Hauptsitz in Philadelphia als Doman-Therapie.

2.2 Doman-Elemente als sinnvolle Ergänzung

Herausheben möchte ich folgende Aspekte der Doman-Therapie, denen ich nicht nur positiv gegenüberstehe, sondern die meiner Meinung nach eine **Bereicherung des heutzutage üblichen Ansatzes** in der Förderung hirngeschädigter und entwicklungsauffälliger Kinder darstellen und die ich aus diesem Grund in meine Arbeit integriere:

Bereichernde Elemente der Doman-Therapie

    2.2.1 Ganzheitlicher Therapieansatz
    2.2 2 Therapie als Heimprogramm
    2.2.3 Eltern als Co-Therapeuten
    2.2.4 Bedürfnisse des Kindes im Vordergrund
    2.2.5 Beschreibung von speziellen Übungen

2.2.1 Ganzheitlicher Therapieansatz

Bei der Mehrzahl der Kinder mit einer Hirnschädigung – unabhängig davon, ob deren Ursache im pränatalen, perinatalen oder postnatalen Zeitraum zu suchen ist – zeigen sich Funktionseinbußen nicht nur in einem Bereich. Will man diese Kinder konsequent und bestmöglich fördern bzw. therapieren, müssen mehrere Spezialisten nebeneinander, allerdings nicht nur in bezug auf die Diagnostik, eingesetzt werden. Bei dieser Vorgehensweise ist es nicht nur für die Mutter, die ja in den allermeisten Fällen diese Aufgabe übernimmt, enorm zeitaufwendig, im üblicherweise anfallenden Einwochenturnus, jeweils eine Krankengymnastin, eine Logopädin und eine Ergotherapeutin aufsuchen zu müssen. Spieltherapie, Betreuung durch die ortsansässige Frühförderung oder auch das eventuell zuständige Blindeninstitut können noch hinzu kommen. Sondern dies führt auch dazu, daß die Persönlichkeit des Kindes in Einzelbereiche zerlegt wird. Der ganzheitliche Aspekt geht hierbei in der Praxis vollkommen verloren, auch wenn dieser von etablierten Fachleuten in der Theorie gefordert wird [16]. Darum ist es für mich so wichtig, daß **ein** Therapeut oder **ein** Institut oder noch besser nur **ein Therapeut mit interdisziplinärem Fachwissen sich um alle Bereiche kümmert.**

Interdisziplinäre Vorgehensweise

Das bedeutet in der Praxis, daß beim Aufstellen z.B. krankengymnastischer Übungen die Defizite in der taktil-kinästhetischen Wahrnehmung mit berücksichtigt werden müssen. Oder aber, daß bei Erstellen des logopädischen Programmes die motorischen Übungen, die intelligenzfördernden Übungen, die Übungen zur Verbesserung des Sprachverständnisses und die reinen Mundfunktionsübungen miteinander integriert und kombiniert werden. In diesen Zusammenhang gehört auch die Erfahrung, daß bei geistig behinderten Kindern und Erwachsenen so gut wie immer die Motorik und die Koordinationsfähigkeit, aber ebenso auch die taktil-kinästhetische Wahrnehmung und die aktive Sprache beeinträchtigt sind. Zwar wäre es vermessen zu behaupten, daß sich eine geistige Behinderung durch sensomotorische Übungen oder durch Geschicklichkeitsübungen verbessern ließe. Jedoch ist immer wieder zu beobachten, daß durch die Verbesserung der Wahrnehmung und der Motorik bei einem solchen Kind Fortschritte in der gesamten Entwicklung erreicht werden. Außerhalb spezieller Einrichtungen wie z.B. Sonderkindergärten oder auch Sonderschulen sieht es jedoch leider nicht selten so aus, daß die Krankengymnastin nicht über die von der Ergotherapeutin oder von der Logopädin vorgegebenen Aktivitäten informiert ist. Dadurch können dann entweder unnötige Überschneidungen oder auf der anderen Seite Lücken in der Therapie entstehen. Aus diesen Gründen halte ich für Patienten, die in

Sensomotorische Übungen unterstützen Fortschritte in der Gesamtentwicklung

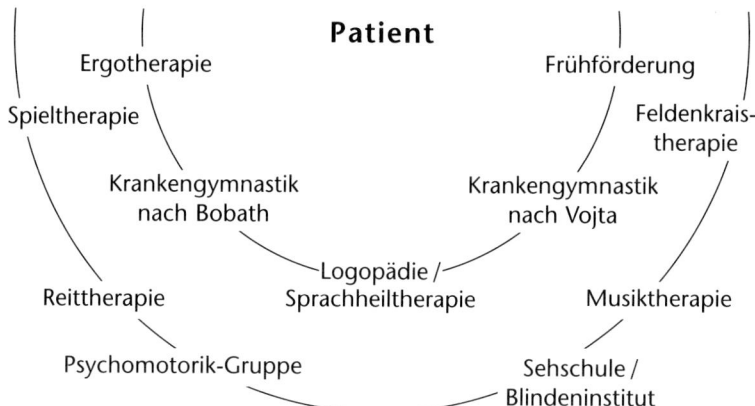

Ein Kinderneurologisches Zentrum erstellt die Diagnostik und gibt Empfehlungen, Eltern und Kinderarzt ergänzen.

Abb. 2: *Einige Therapieformen, die häufig nebeneinander bei ein und demselben Patienten in wöchentlichem Turnus eingesetzt werden (innerer Kreis) sowie mögliche Ergänzungen, die man zusätzlich noch antrifft (äußerer Kreis). Eine mit vielen Terminen angefüllte Woche ist die Folge, denn vier bis fünf Therapieeinheiten pro Woche sind gerade bei mehrfach behinderten Patienten keine Seltenheit. Die mögliche Übungszeit für daheim schrumpft zusammen – und die freie Tagesgestaltung auch.*

mehreren Bereichen beeinträchtigt sind – unabhängig des Schweregrades – nur eine ganzheitliche Vorgehensweise für sinnvoll (s. Abb. 2).

2.2.2 Therapie als Heimprogramm

Jedem Therapeuten ist bewußt, daß nicht die Therapieeinheiten in der jeweiligen Praxis das Entscheidende sind, sondern, daß die Übungen daheim konsequent [24] durchgeführt werden sollten. Trotzdem werden häufig am Ende einer solchen Einheit die »Hausaufgaben« nur sehr ungenau vorgegeben und schon gar nicht schriftlich formuliert, was als Erinnerungsstütze für die Eltern sehr wertvoll wäre. Obendrein ist es in vielen Fällen für die Entwicklung des Kindes völlig unnötig, eine wöchentliche Verlaufskontrolle durchzuführen. Die einzelnen Termine dienen somit mehr dazu, in vielen kleinen Schritten der Mutter die Übungen beizubringen. Für wesentlich effektiver halte ich es, der Funktionsdia-

Gute Anleitung der Familie ist die Voraussetzung eines Heimprogramms

gnostik und der daran anschließenden Einführung der Eltern in das Therapieprogramm einen größeren zeitlichen Rahmen zu gewähren, dafür die Kontrollen weitmaschiger zu gestalten. Dies führt zu der von DOMAN praktizierten Vorgehensweise, nur wenige Vorstellungstermine pro Jahr, die jedoch jeweils sehr viel länger dauern, einzurichten. Auf diese Weise können die einzelnen Übungsschritte so lange mit der Familie eingeübt werden, wie jede Familie ganz individuell für dieses Erlernen benötigt. Schriftliche Informationen, Übungsanleitungen oder auch Videobänder tragen bei meinen Patienten gleichermaßen dazu bei, daß häufige Kontrollen nicht erforderlich sind. Dann dienen die einzelnen Vorstellungstermine sehr viel mehr der Überprüfung der Fortschritte, damit entsprechend das Programm angepaßt werden kann, und sehr viel weniger der Kontrolle, ob die Eltern diese Übungen auch korrekt durchführen können, da dies von vornherein gewährleistet ist.

2.2.3 Eltern als Co-Therapeuten

Da die Familie aktiv in die Therapie ihres Kindes mit einbezogen wird, entsteht bei diesen Familien sehr viel weniger die heute so oft anzutreffende Anspruchshaltung, daß »die Gesellschaft schon alles richten werde«. Würde man dagegen die auf diese Weise von der Familie, von ehrenamtlichen Helfern oder auch von Zivildienstleistenden erbrachte Arbeit durch ausgebildete Therapeuten durchführen lassen, käme es zu immensen Kosten.

2.2.4 Bedürfnisse des Kindes im Vordergrund

Heimprogramme berücksichtigen die Bedürfnisse der Kinder

Die Übungen werden daheim im vertrauten familiären Umfeld durchgeführt. Aus diesem Grund kann bis auf wenige Ausnahmen der Ablauf des Therapieprogrammes sehr viel besser auf das jeweilige momentane Befinden des Kindes ausgerichtet werden, als wenn immer wieder zwischendurch Therapieeinheiten in mehr oder weniger weit entfernten

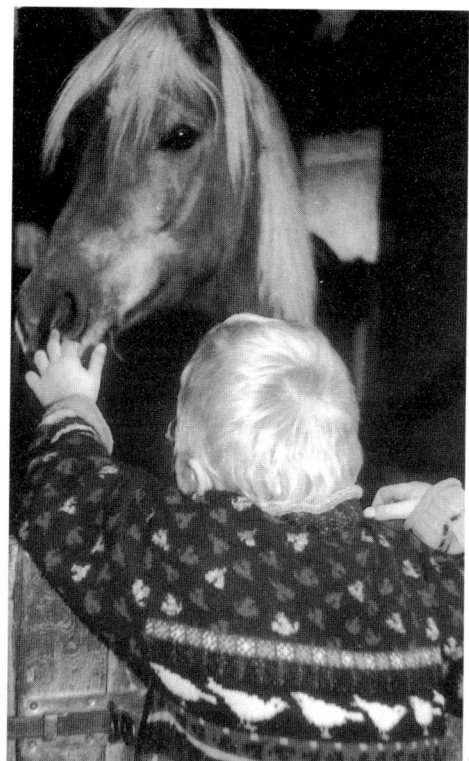 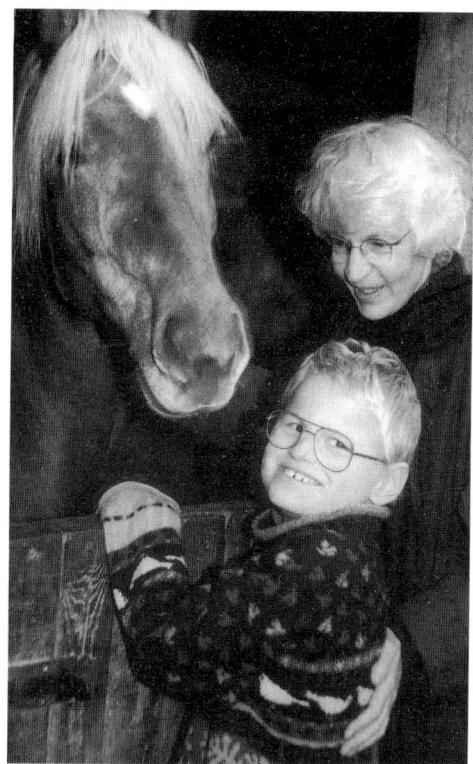

Abb. 3 und 4: Im Umgang mit Tieren machen Kinder Erfahrungen, die ihnen kein Übungsprogramm bieten kann.

therapeutischen Praxen eingeschoben werden müssen. Die Eltern werden von mir dazu angehalten, die Reihenfolge der einzelnen Übungen je nach Verfassung des Kindes und seiner momentanen Aufmerksamkeit selbst zu bestimmen. Dies schließt selbstverständlich ein, daß hierdurch auch sehr viel mehr Möglichkeiten bestehen, sich Freiräume zu schaffen, so daß andere kindliche Aktivitäten nicht zu kurz kommen. Ich denke dabei sowohl an freies Spiel als auch an Ausflüge, Spielplatzbesuche oder allgemein das Spielen im Freien bei schönem Wetter. Auch diese Aktivitäten neben der Therapie sind für die Kinder sehr wichtig und werden sonst sehr leicht durch feste Termine in der Woche, nach denen die ganze Familie sich richten muß, beschnitten *(Abb. 3, 4)*.

2.2.5 Beschreibung von speziellen Übungen

In einer über einen Elternverein durchgeführten Fragebogenaktion [19] kommt zum Ausdruck, daß auch die reine Doman-Therapie sich hauptsächlich auf allgemeine, anerkannte und vor allem bekannte Übungen stützt. Die darin als »klassische Doman-Übungen« bezeichneten Übungen stellen Therapieelemente dar, die sich nur, jedenfalls zum damaligen Zeitpunkt, in der Doman-Therapie und in den ganzheitlichen Therapiemethoden, die diese Elemente übernommen hatten, gefunden haben.

Aufgrund der sehr kleinen Stichprobe war nicht zu erwarten, daß diese klassischen Doman-Übungen vollzählig genannt worden sind. Auch würde eine Beurteilung jeder einzelnen klassischen Doman-Übung den Rahmen dieses Kapitels sprengen, so daß ich mich auf die wichtigsten Punkte konzentriere:

- **Kreuzmuster-Patterning**

Das Erlernen der Kreuzmuster bewegung

Während in vielen Artikeln [14] die Doman-Therapie so dargestellt wird, als ob es darin lediglich eine einzige Art des Patternings gäbe, gibt es in Wirklichkeit mehrere Arten. Denn »Patterning« bedeutet übersetzt lediglich »Bewegungsmuster«. Allerdings stimmt es, daß hiervon dem Kreuzmuster-Patterning die wichtigste Bedeutung zukommt.

Mittels dieses Bewegungsmusters (s. *Abb. 5–6*) wird dem Kind die korrekte Kreuzmusterbewegung eingegeben. Zwar ist der Aufwand mit drei Helfern bei einem Kind, welches die Bewegungen noch nicht alleine durchführen kann, größer als bei z.B. dem Reflexkriechen nach VOJTA [48]. Jedoch wird das Kreuzmuster-Pattterning von den Kindern wesentlich besser toleriert, so daß man diese Übung nicht gegen den Willen des Kindes, wie es leider immer wieder beim Reflexkriechen nach VOJTA der Fall ist, durchführen muß. Abgesehen davon stehen noch weitere Kreuzmusterübungen zur Verfügung, auf die man übergehen kann, sollte sich ein Kind doch gegen das Kreuzmuster-Patterning wehren (s. unten). Das Kreuzmuster-

Patterning mit drei Therapiehelfern ist eine für den Patienten eher passive Übung. Allerdings wird die Übung so durchgeführt, daß die Helfer bei aktiver Mitarbeit des Kindes diese möglichst mit in den Bewegungablauf einbeziehen, so daß nach und nach das Kind sehr wohl aktive Elemente in diese Übung mit einbringt. Es ist leider ein weitverbreiteter Irrtum, daß passive Übungen keine Wirkung zeigen. Als Beispiel aus der Musikpädagogik möchte ich diesbezüglich erwähnen: Auch beim Erlernen des Violinspiels werden gerade für die »Bogenhand« Übungen eingesetzt, die zunächst passiv die korrekten Bewegungen erspüren lassen. Erst daran anschließend werden aktive Übungen mit hinzugenommen.

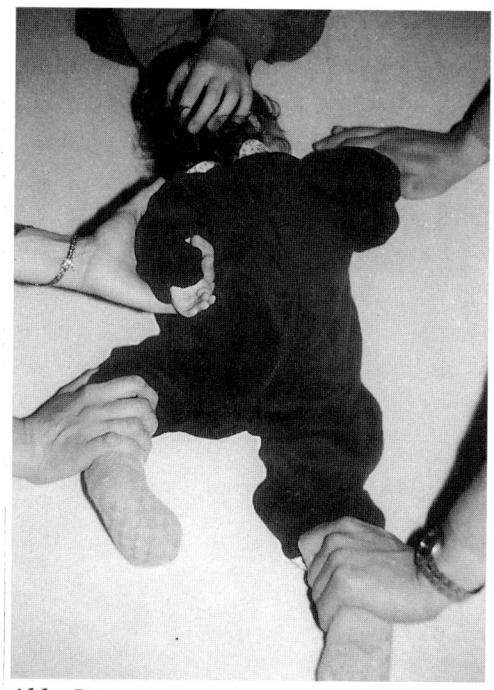

Abb. 5 ▲

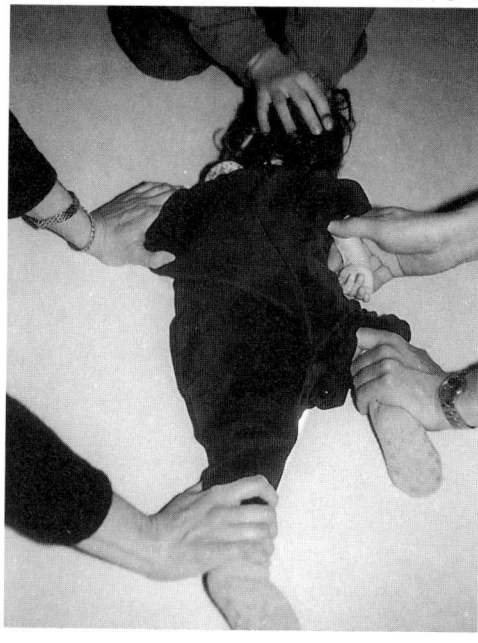

Abb. 6 ▼

Abb. 5 und 6: Beim Kreuzmuster-Patterning werden Arme und Beine in alternierenden und rhythmischen Bewegungen im Kreuzmuster geführt und der Kopf von dem dritten Helfer passend dazu bewegt.

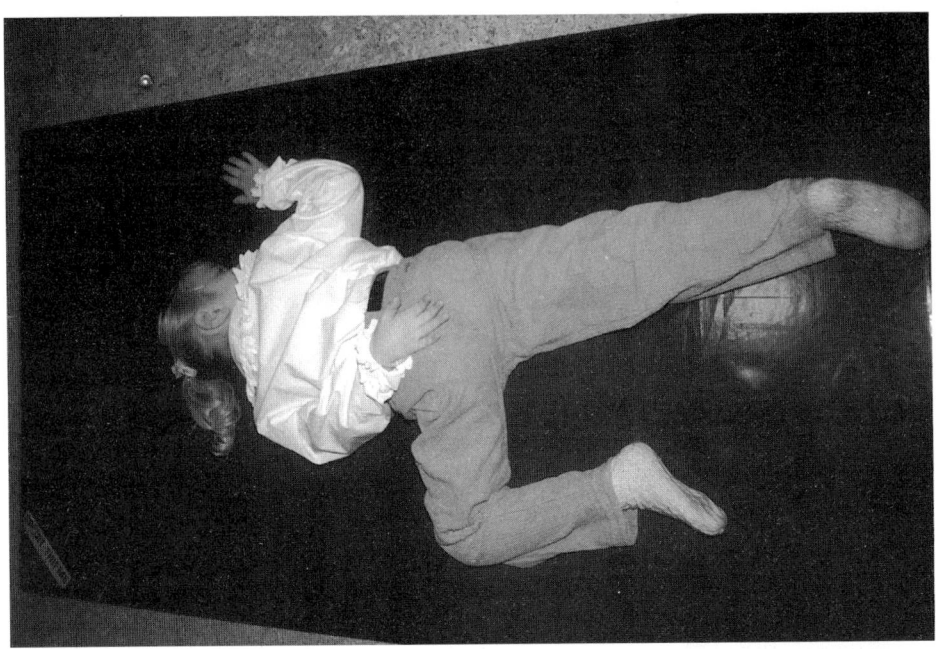

Abb. 7: Hier ist diese Übung zu sehen, wie sie ohne Unterstützung durchgeführt wird (s. Kap. 7.2, S. 129).

Abgesehen davon gilt, daß das Kind anschließend an das Kreuzmuster-Patterning **immer** aktiv robben soll. So kann man häufig erleben, daß das Robben sehr wohl viel koordinierter vonstatten geht, wenn ein Kreuzmuster-Patterning vorgeschaltet worden ist. Dies trifft sowohl für das geführte Kreuzmuster-Patterning als auch für das selbständig durchgeführte Kreuzmuster-Patterning zu *(Abb. 7, 8)*.

Kann ein Kind sich noch nicht alleine in Bauchlage robbenderweise vorwärtsbewegen, so wird hierzu die

- **Schräge Übungstherapierampe** eingesetzt: Mittels dieser schrägen Ebene werden die Bewegungen beim Vorwärtsrobben für ein Kind durch Ausnützung der Schwerkraft sehr vereinfacht *(Abb. 10–12)*.

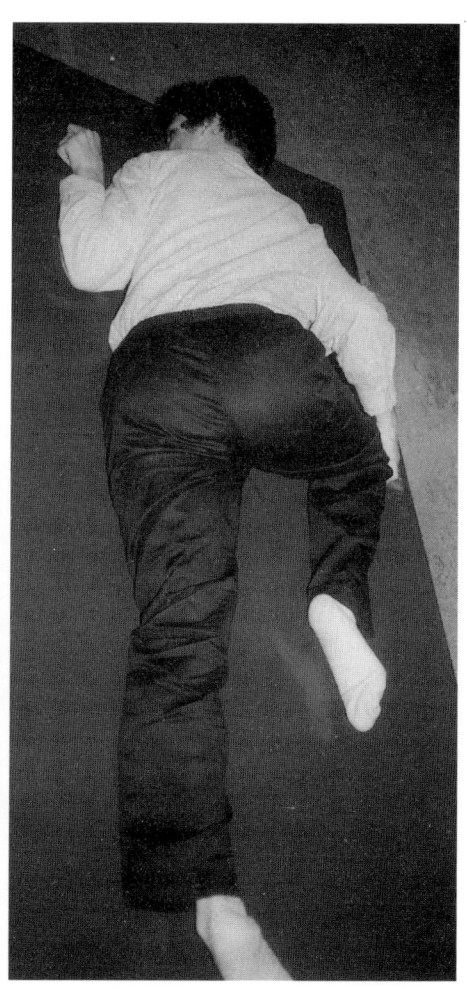

Abb. 8: *Ein 28-jähriger Patient ist in der Lage, das Kreuzmuster-Patterning alleine durchzuführen, trotz starker Tetraspastik.*

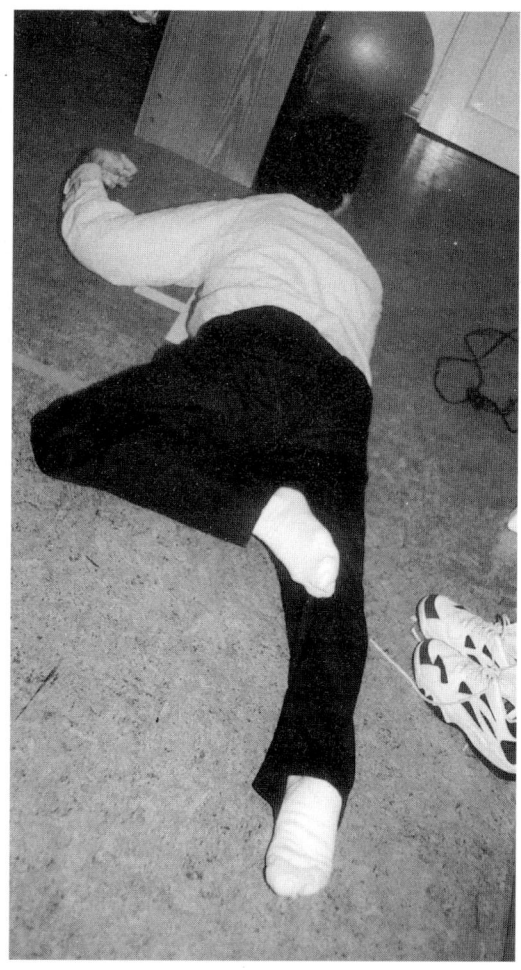

Abb. 9: *Robben noch im homolateralen Muster (Gehen s. Abb. 17, 18, S. 32).*

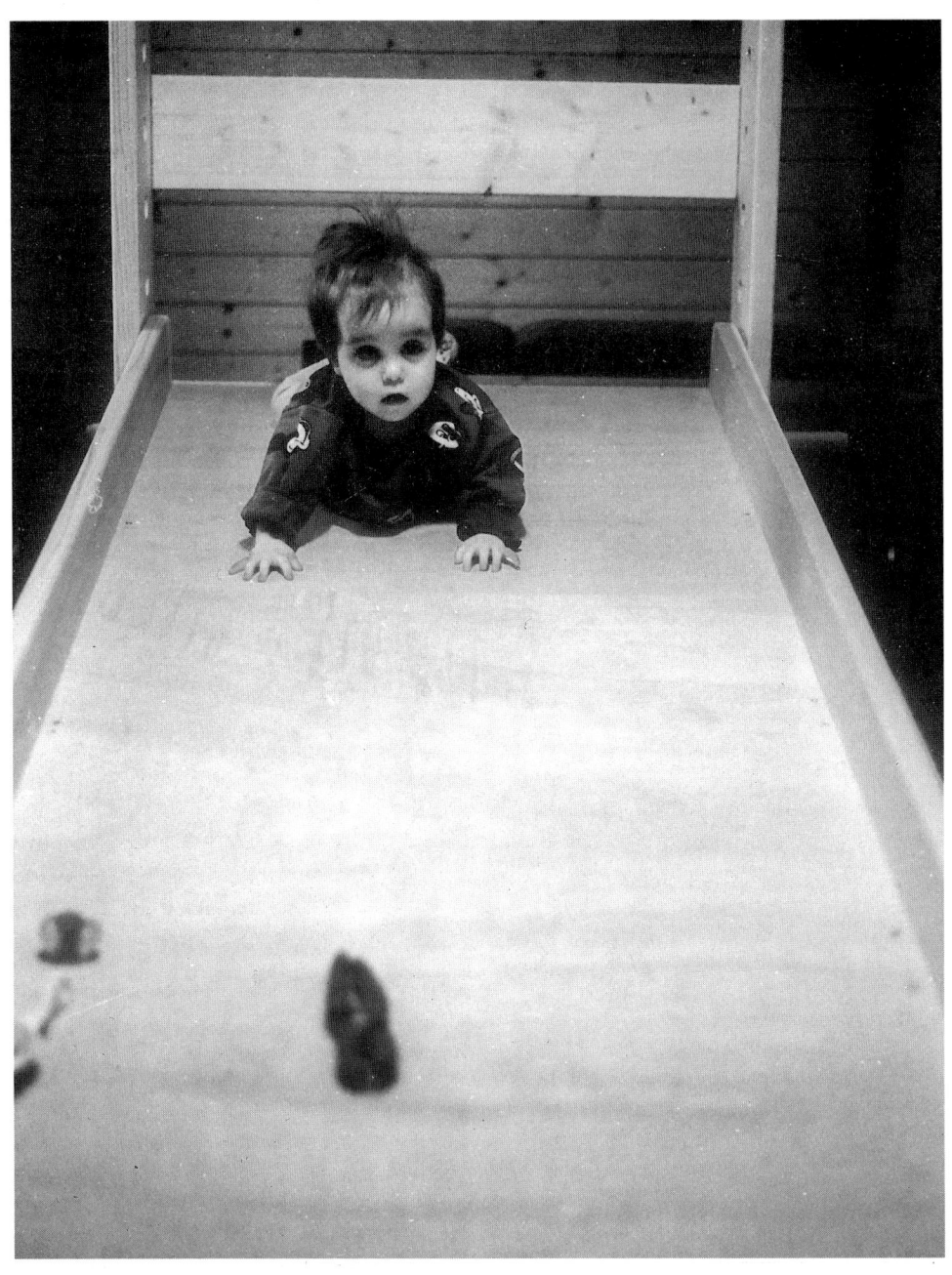

Abb. 10–12: Die Schwerkraft unterstützt das Vorwärtskommen in Bauchlage, so daß der Einsatz der Extremitäten leichter fällt.

Abb. 11

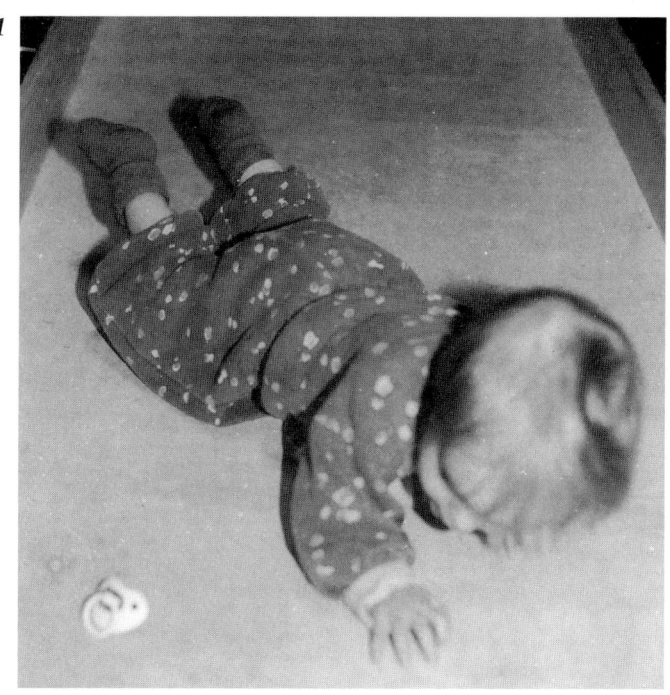

Abb. 12

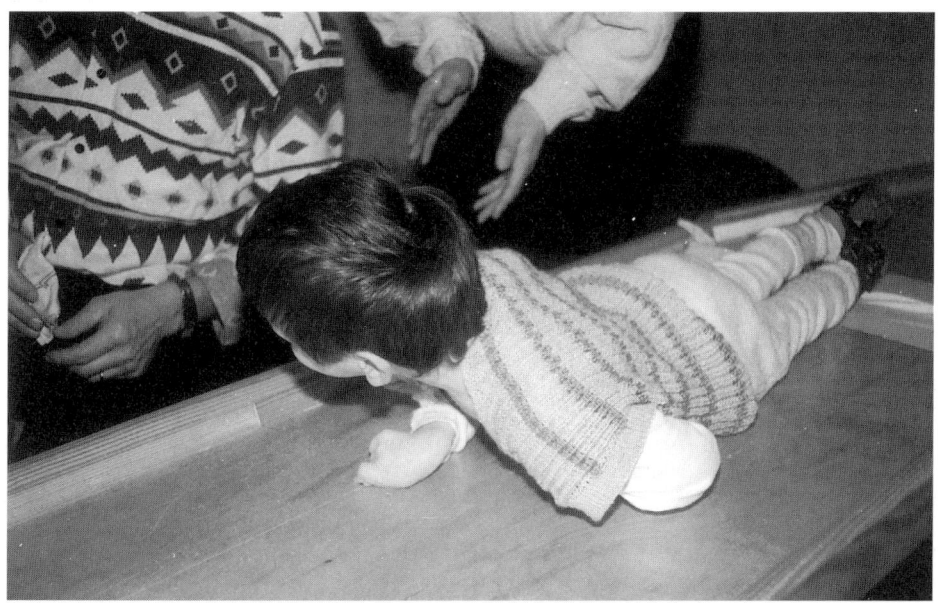

Aus diesem Grund gelingt es auch Kindern, die sich auf dem Fußboden überhaupt nicht vorwärtsbewegen können, die Übungstherapierampe herunterzurobben. Selbstverständlich geschieht in den allermeisten Fällen anfänglich das Heruntergleiten auf der Übungstherapierampe noch vollkommen ohne Koordination, wobei jedoch das Kind auch in diesem Fall bereits spürt, wie es ist, sich vorwärtszubewegen.

Nach und nach kann man dann erwarten, daß sich die koordinierten Kreuzmusterbewegungen beim Robben einstellen. Der Neigungswinkel wird immer flacher gestellt, bis das Kind auf dem Fußboden vorwärtsrobben kann. Es ist für mich immer wieder faszinierend zu beobachten, wie durch den Einsatz dieser Übungstherapierampe aus einem Kind, welches vollkommen unfähig ist, sich vorwärtszubewegen, nach und nach ein Kind wird, welches immer geschickter die Übungstherapierampe abwärts robbt, bis es dann eventuell tatsächlich auf dem Fußboden vorwärts kommt (s. Kap. 6.2, S. 73). Unabhängig von der reinen Fortbewegung ist kaum eine Übung so wichtig für die aktive Kräftigung der Schulter-Nacken-Wirbelsäulen-Muskulatur.

Mit dem Krabbelwagen können Kinder an das Krabbeln herangeführt werden

- Das **Krabbeln auf dem Krabbelwagen** wird mit Kindern durchgeführt, die an das Krabbeln herangeführt werden sollen, ihr Gewicht aber noch nicht alleine in dieser Position halten können. Entsprechendes gilt für das Krabbeln im Krabbelgestell [49]. Bei Kindern, denen zum Krabbeln noch die Kreuzmusterkoordination fehlt und die eventuell das Kreuzmuster-Patterning (wie oben beschrieben) nicht tolerieren, kann dann ebenfalls mittels dieses Krabbelwagens ein sogenanntes »Wagen-Patterning« durchgeführt werden *(Abb. 13, 14)*.

Bei diesem Wagen-Patterning bewegen zwei Personen Arme und Beine im Kreuzmuster. Oder aber es wird zur Kreuzmusteranbahnung ein sogenanntes »Krabbelfix« eingesetzt, wobei durch dieses Therapiegerät nur eine Hilfsperson benötigt wird. Viele Kinder bevorzugen diese Übung im Vergleich zum Kreuzmuster-Patterning, da sie hierbei sich von

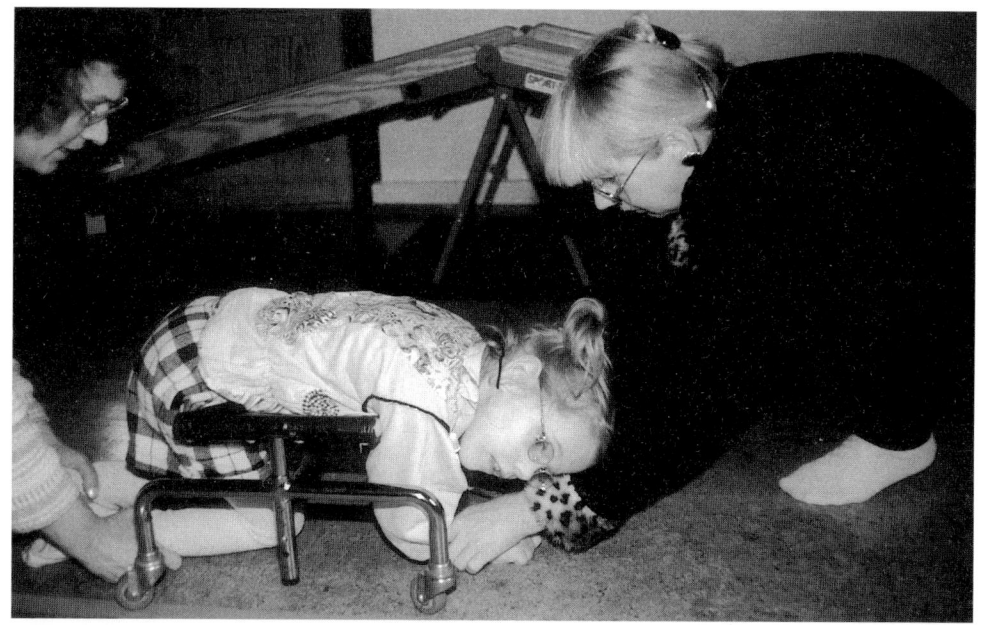

Abb. 13 ▲

Abb. 14 ▼

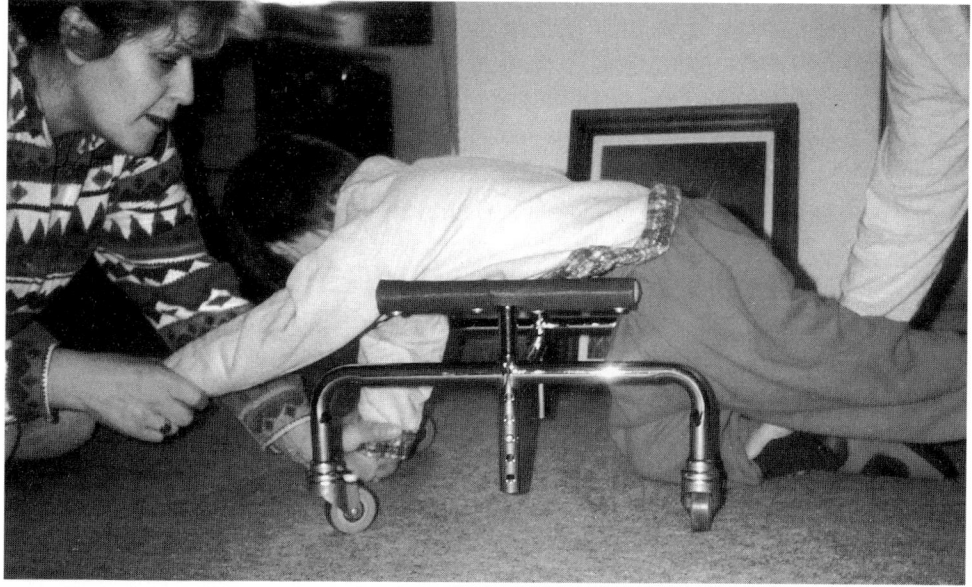

Abb. 13 und 14: Hier wird den Kindern durch das Krabbelwagen-Patterning das Krabbelmuster passiv eingegeben, bis sie allmählich diese Bewegungen allein übernehmen können und eventuell nur noch leichte Unterstützung benötigen (s. Abb. 15 und 16).

der Stelle weg bewegen können und somit diese Übung für sie mehr »Unterhaltungswert« hat. Ich versuche, mich gerade in der Auswahl dieser Kreuzmusterübungen auf die Bedürfnisse des einzelnen Kindes einzustellen und tendiere deswegen dazu, nicht auf dem Kreuzmuster-Patterning, schon gar nicht gegen den Willen des Kindes, zu beharren, auch wenn ich ansonsten diese Übung für sehr sinnvoll erachte.

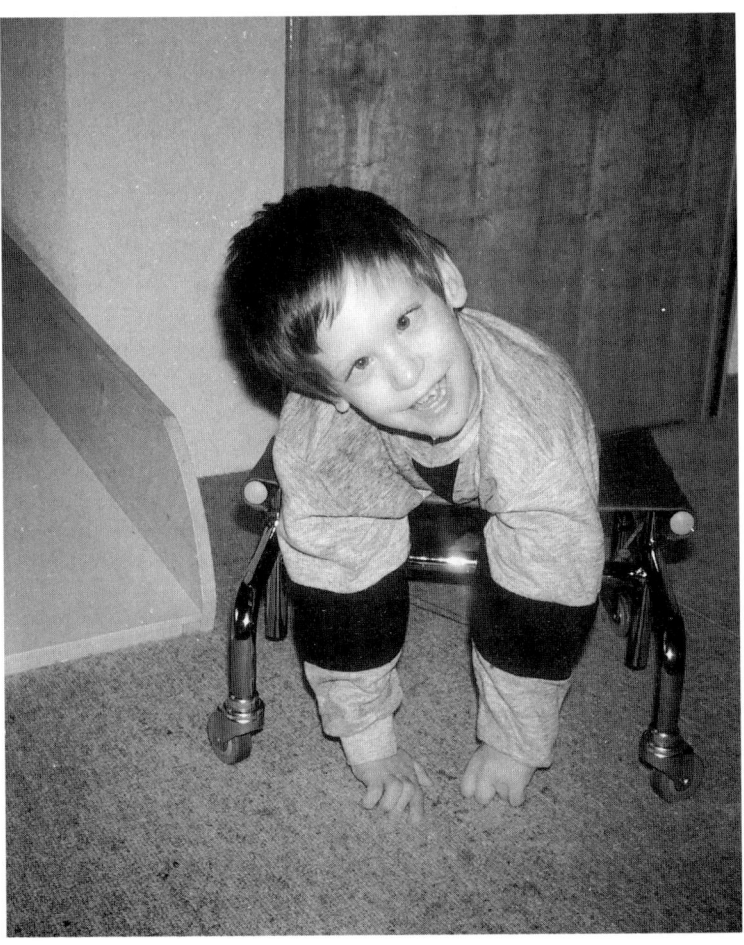

Abb.15: Inzwischen gelingt es Silvan, sich alleine auf dem Krabbelwagen fortzubewegen (s. Kap. 6.8).

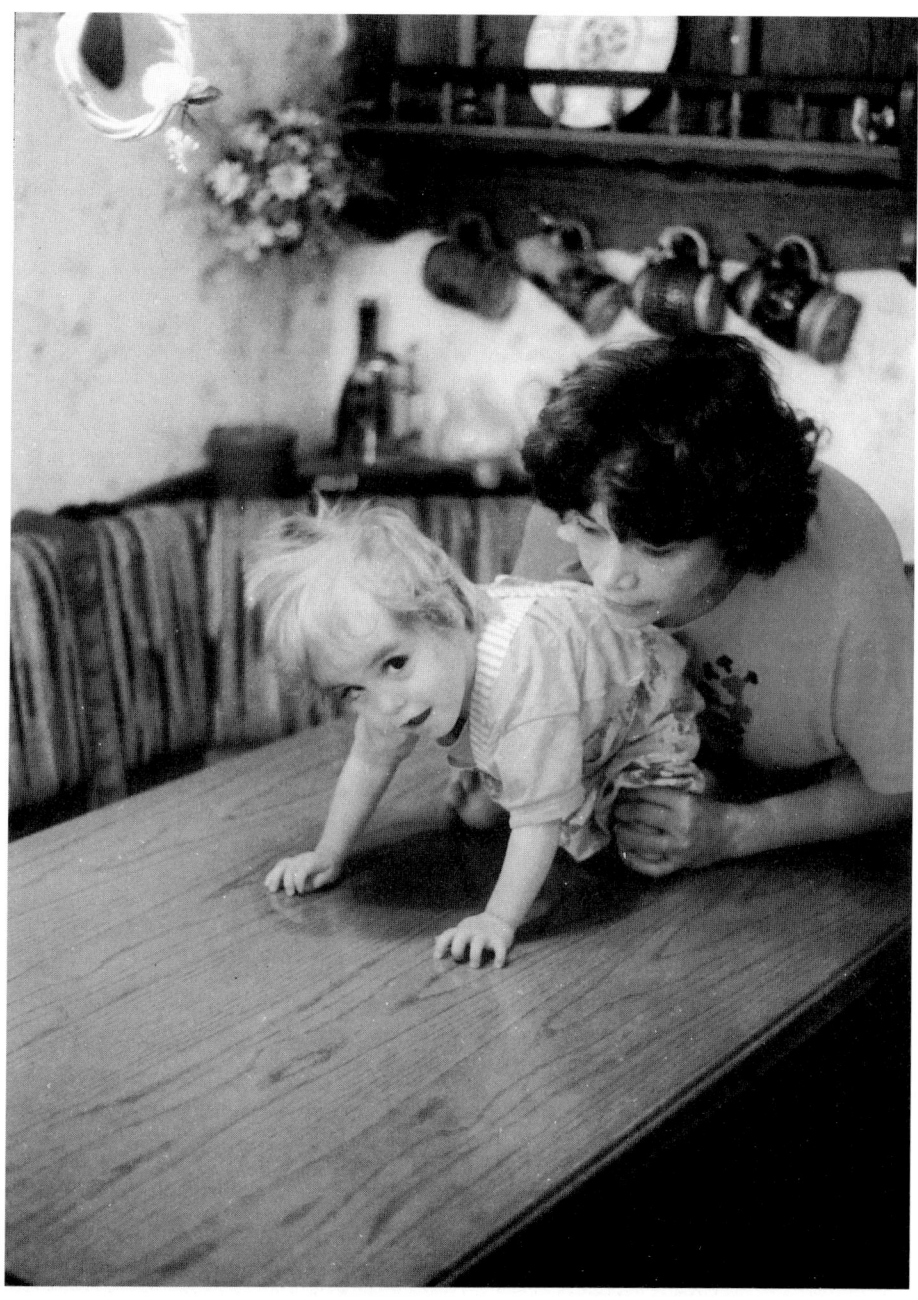

Abb. 16: Dieses Mädchen kann beim Krabbeln sein Gewicht selbst halten, so daß nur eine leichte Unterstützung der Beinbewegung erforderlich ist.

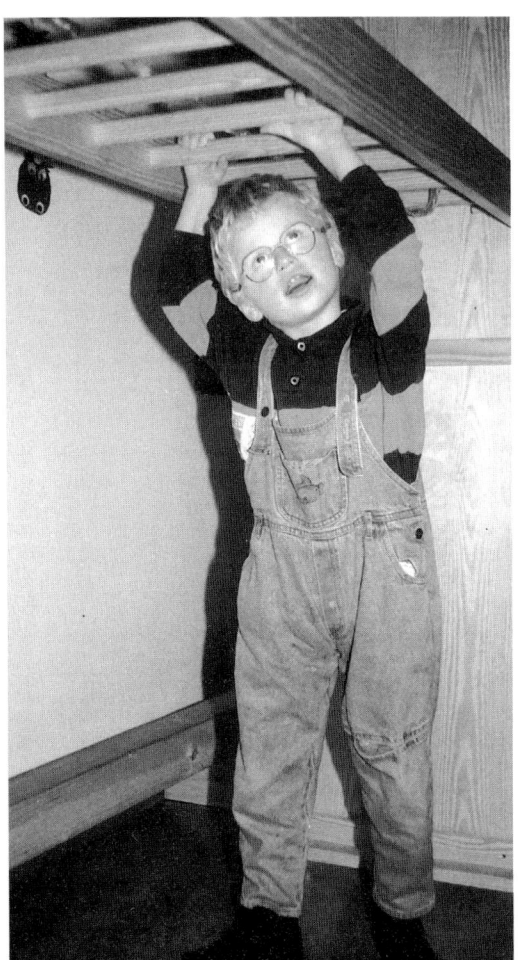

Abb. 17

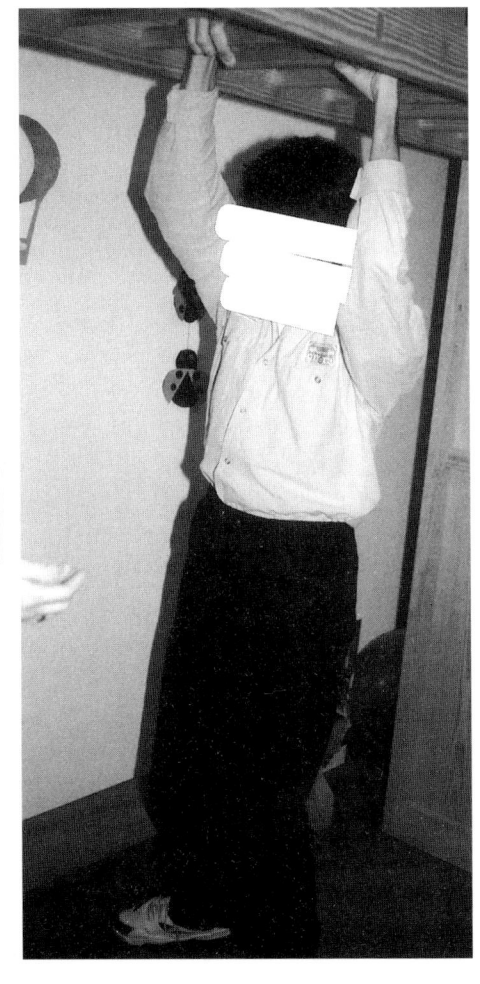

Abb. 18

Abb. 17 und 18: *Die Überkopfleiter schult das eigenständige Gehen und die Hand-Auge-Koordination. Durch das Festhalten an den Sprossen müssen die Beine nicht das ganze Körpergewicht tragen und können so von verschiedenen Patienten leichter eingesetzt werden.*

- Die *Überkopfleiter* kann bei Kindern, die noch nicht frei laufen, eingesetzt werden. Sie dient der Anbahnung des Kreuzmuster-Ganges und ebenfalls der Verbesserung der Hand-Auge-Koordination (s. *Abb. 17, 18*). Jedoch ist sie nicht bei allen Kindern, die das Kreuzmuster-Gehen erlernen sollen, anzuwenden. Aus diesem Grund wird von mir als Alternative das **Gehen mit Unterstützung** (an der Hand von Helfern oder auch mittels eines **Sprossenstuhles** bzw. **Gehleiter**) oder auch das **Gehen in einem Gehlernwagen**, z. B. aus dem MOVE-Programm [16], durchgeführt. **Betontes Kreuzmuster-Gehen** oder auch **Hüpferlauf** werden eingesetzt bei Kindern, die in diesem Bereich noch Schwierigkeiten in der Kreuzmusterkoordination haben.

Die Überkopfleiter dient der Anbahnung des Kreuzmuster-Ganges

- *Gleichgewichtsübungen*

Bei Kindern, die im Vestibularsystem ihre Schwierigkeiten haben, werden von DOMAN die unterschiedlichsten Übungen zur Verbesserung des Gleichgewichtes eingesetzt. Lediglich die Übung »Hängen über Kopf« gibt vielen Gegnern Anlaß zu Kritik [1, 18, 38]. Allerdings ist auch hier festzuhalten, daß die genaue Durchführung dieser Übung den Gegnern nicht bekannt ist. Denn zum einen wird diese Übung nur bei Kindern durchgeführt, die daran Gefallen finden. Zum anderen ist auch hier die zeitliche Dauer der einzelnen Übungseinheit mit maximal zwei Minuten sehr kurz. AYRES schreibt selbst, daß das Hängen mit dem Kopf nach unten den stärksten Gleichgewichtsreiz darstellt [4]. Auch bei KIPHARD [23] werden entsprechende Übungen beschrieben (»Kopfüber – Kopfunter-Übungen«).

Hat das Kind jedoch eine gewisse Größe und ein gewisses Gewicht überschritten, wird es der Mutter so gut wie unmöglich sein, diese Übungen weiterhin beizubehalten. Insofern ist es nur folgerichtig, die Übung »Hängen über Kopf« über einen Flaschenzug durchzuführen. Daß sich die Gemüter der Gegner gerade an dieser Übung entzünden, zeigt mir, wieviel Sachlichkeit in der Diskussion um diese Therapieform verloren gegangen ist. Abgesehen von der Wirkung auf das Vestibularsystem kann durch diese Übung eine Streckung der Wirbel-

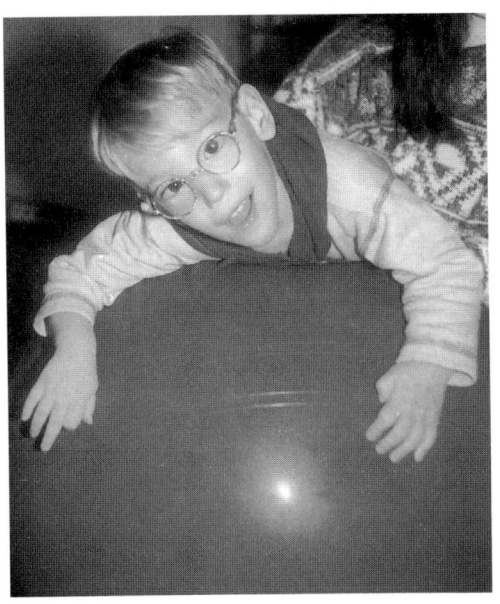

säule mit isometrischer Anspannung der Wirbelsäulenmuskulatur erreicht werden, wodurch einer Skoliosebildung entgegengearbeitet wird. Grundvoraussetzung für diese Übung ist jedoch bei jedem Kind, daß es daran Gefallen findet, andernfalls wird darauf verzichtet.

Ansonsten ist es sehr wichtig, Gleichgewichts- und Koordinationsübungen im richtigen Verhältnis zu kombinieren (s. *Abb. 19, 20*).

Denn es gibt sehr wohl Kinder, deren Gleichgewichtssystem nur minimal beeinträchtigt ist, die sich jedoch aufgrund von schweren Koordinations-

Abb. 19 ▲   *Abb. 20* ▼

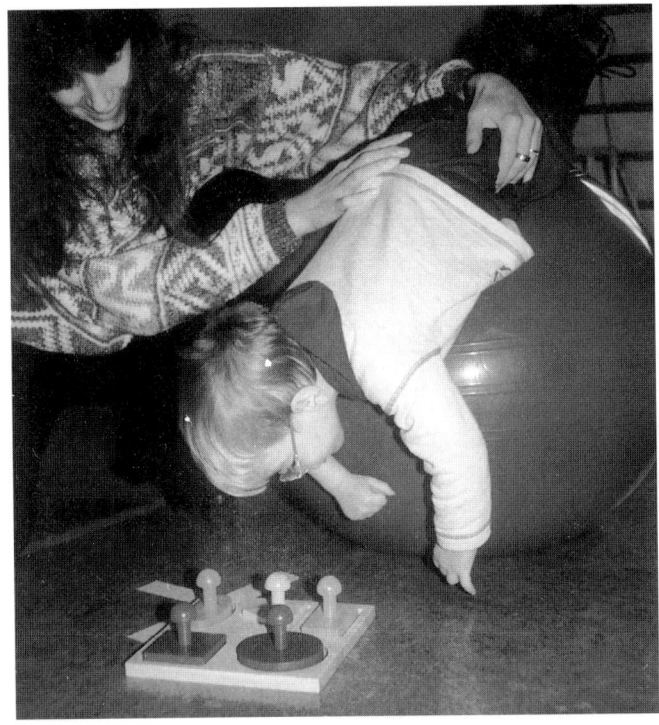

Abb. 19 und 20: Ballübungen sind ein wichtiger Bestandteil sehr vieler Therapieprogramme und dienen zur Kräftigung der Schulter-Nacken-Wirbelsäulen-Muskulatur. Sie können gleichzeitig gut mit Greifübungen oder auch Gleichgewichtsübungen verbunden werden.

störungen nicht im »Gleichgewicht halten können«. Hier z.B. nur reine Gleichgewichtsübungen anzusetzen, wäre falsch. Umgekehrt helfen reine Koordinationsübungen nicht bei Kindern, die hauptsächlich Schwierigkeiten im Gleichgewichtssystem haben. Es ist zu beachten, daß häufig gemischte Formen der Beeinträchtigung auftreten können, die somit auch gemischte Übungen aus den Bereichen Gleichgewicht und Koordination erfordern *(Abb. 21–24)*.

Abb. 21

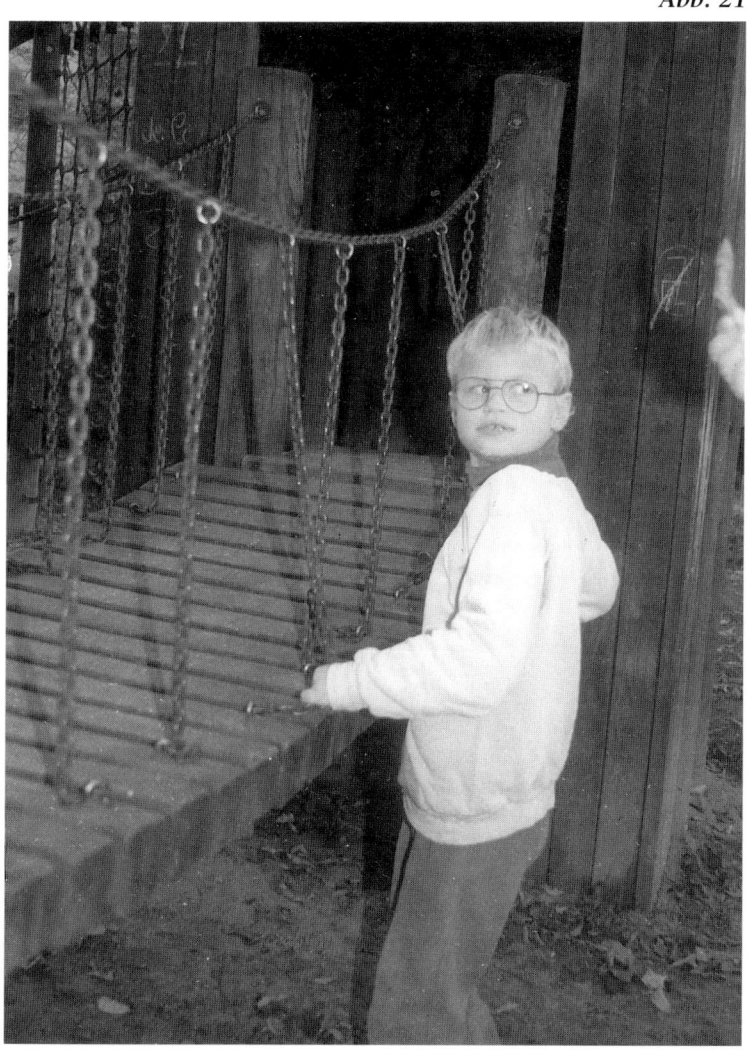

Abb. 22

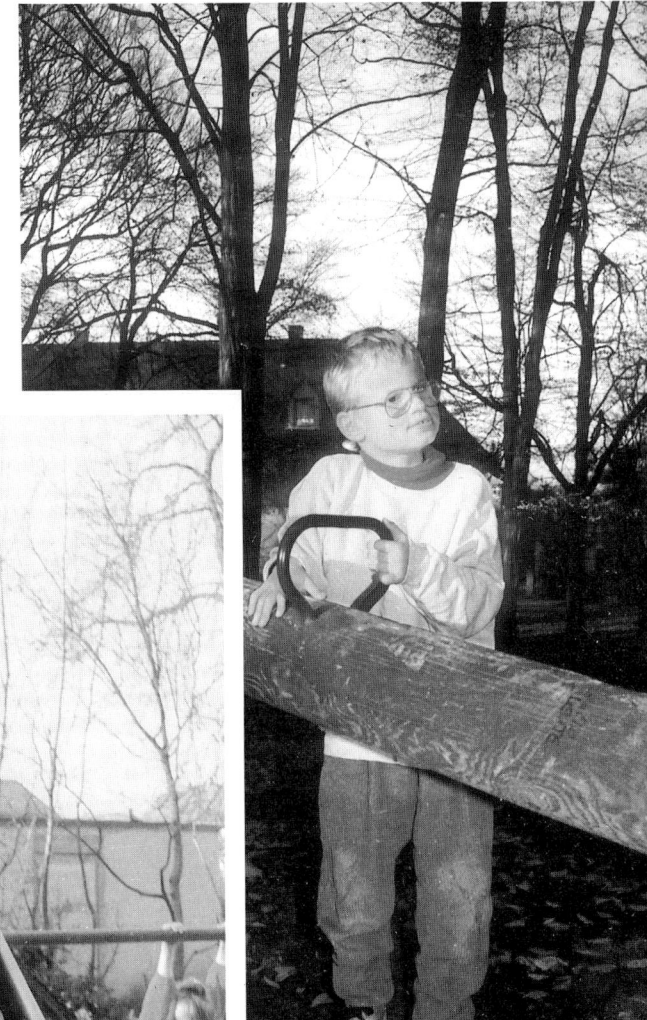

Abb. 23

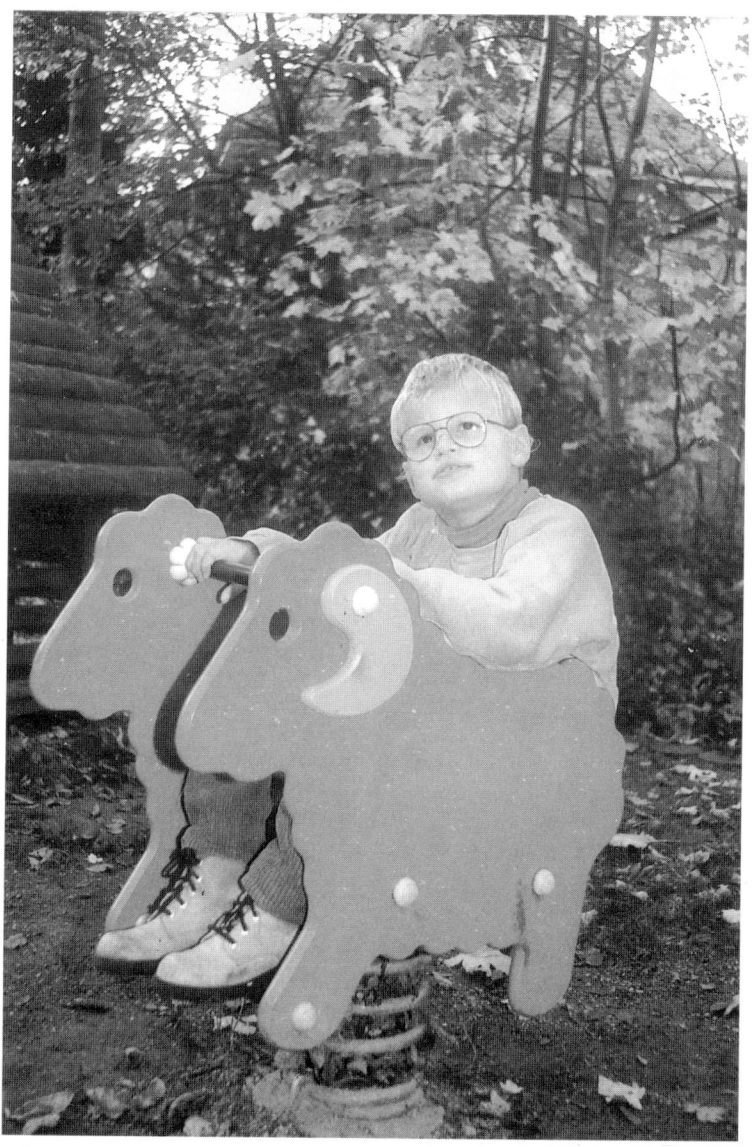

Abb. 24

Abb. 21–24: *Eltern, die in die Therapie ihres Kindes eingearbeitet sind, erkennen nicht nur sehr schnell, welche Spielplatzgeräte das Gleichgewicht und die Koordination ihres Kindes fördern, sondern sie benutzen diese Geräte auch regelmäßig.*

Die Lesekarten werden auch als optische Reize eingesetzt

- Die **Lesekarten** dienen bei DOMAN [11] nicht nur dem Erlernen des Lesens, sondern auch als optische Reize. Diese Lesekarten enthalten in Druckschrift geschriebene Wörter. Es spricht für mich nichts dagegen, hiermit auch schon im Vorschulalter zu beginnen. Jedoch ist Voraussetzung, daß die Kinder zum einen Spaß daran haben, zum anderen Symbole erkennen und deuten können (s. Kap. 2.3.4, S. 44). Es ist in meinen Augen immer wichtig, sich darüber im klaren zu sein, daß die ersten Leseerfolge, wenn einzelne Wörter auf Lesekarten gelesen werden können, noch keinem eigentlichen Lesen entsprechen, sondern eine Vorstufe darstellen, auf der allerdings sehr wohl aufgebaut werden kann, bis hin zu ganz unterschiedlichen Ergebnissen.

- *Atemmaske*

Wie wirkt die Atemmaske?

Die Atemmaske wirkt nach dem Prinzip eines Totraumvergrößerers. Die Einatemluft wird dadurch mit CO_2 angereichert, was zu einer Anregung des Atemzentrums und damit zu einer verstärkten Atemtätigkeit und zu einer Weitstellung der Gehirngefäße führt [13]. Letztendlich wird durch die hierdurch erfolgte Verbesserung der Gehirndurchblutung reaktiv eine bessere Sauerstoffversorgung des Gehirns erreicht. Auch wenn die einzelnen Zusammenhänge noch nicht vollständig erforscht sind, sollte man hier Erfahrungswerte akzeptieren.

Während DOMAN die Atemmaske bei fast allen seinen Patienten einsetzt, wenden sie die meisten Therapeuten und Institute hauptsächlich bei zu Krampfanfällen neigenden Patienten an. Dieses Vorgehen beruht auf empirisch gewonnenen Ergebnissen, denn durch die Therapie mit der Atemmaske läßt sich in sehr vielen Fällen die Anzahl und die Häufigkeit von Krampfanfällen reduzieren. Im Vergleich zu der üblicherweise vorgenommenen antiepileptischen Therapie ist die Therapie mit der Atemmaske so gut wie nebenwirkungsfrei. Berücksichtigt man weiterhin, in wie vielen Fällen eine antiepileptische Therapie vorgenommen wird, die nachweislich zu keinem Erfolg führt oder sogar noch Anfälle produziert, sollte man die mögliche Anwendung der Atemmaske in die Überlegungen mit einbeziehen, auch wenn ihre Therapieerfolge wissenschaftlich noch nicht nachgewiesen werden konnten. Auch sprechen die Aussagen der Gegner für die Unkenntnis über die genaue Durchführung der Therapie mit der Atemmaske. Denn selbstverständlich gilt auch hier, daß diese nur eingesetzt wird, wenn es von dem betroffenen Kind toleriert wird. Abgesehen davon wird die Atemmaske nur nach vorheriger Rücksprache mit dem behandelnden Kinderarzt oder Neurologen angewandt, gerade auch um eine vorschnelle Reduktion der antiepileptischen Therapie zu vermeiden. Zusätzlich führt die Anwendung der Atemmaske insgesamt zu einer Verbesserung der Atemtiefe durch die Kräftigung der Atemhilfsmuskulatur, was bei Patienten, die sich aufgrund ihrer Körperbehinderung kaum bewegen können und somit allein nie eine Vertiefung der Atmung erreichen, auch von Bedeutung ist.

Diese von mir kurz beschriebenen Übungen werden integriert in ein Therapieprogramm, in welchem sich sowohl bei der Doman-Therapie als auch bei den weiteren ganzheitlichen Therapiekonzepten hauptsächlich Elemente aus anderen anerkannten und bekannten Therapiemethoden finden. Auszugsweise sei erwähnt, daß ich zur Verbesserung der Motorik Übungen von BOBATH [7], von KIPHARD [21] und zusätzlich Kreuzmusterübungen [9, 26] sowie teilweise das MOVE-Programm heranziehe. Zur Verbesserung des reinen Gleichgewichtes werden von mir Übungen nach AYRES [4] und FRÖHLICH [15] einbezogen. Die Verbesserung der Körpergeschicklichkeit bzw. Körperkoordination stützt sich zusätzlich noch auf KIPHARD [23]. Zur Verbesserung des Tastempfindens werden wiederum größtenteils Übungen nach AYRES [4] oder FRÖHLICH herangezogen, jedoch arbeite ich zur Verbesserung der Wahrnehmung auch nach Anregung von AFFOLTER [2]. Die Übungen bei zentral blinden Kindern basieren meistenteils auf der Basalen Stimulation von FRÖHLICH [15], sind aber identisch mit den üblichen Empfehlungen der Blinden-Institute *(Abb. 25)*.

Integration von anderen Therapiemethoden in das Gesamtkonzept

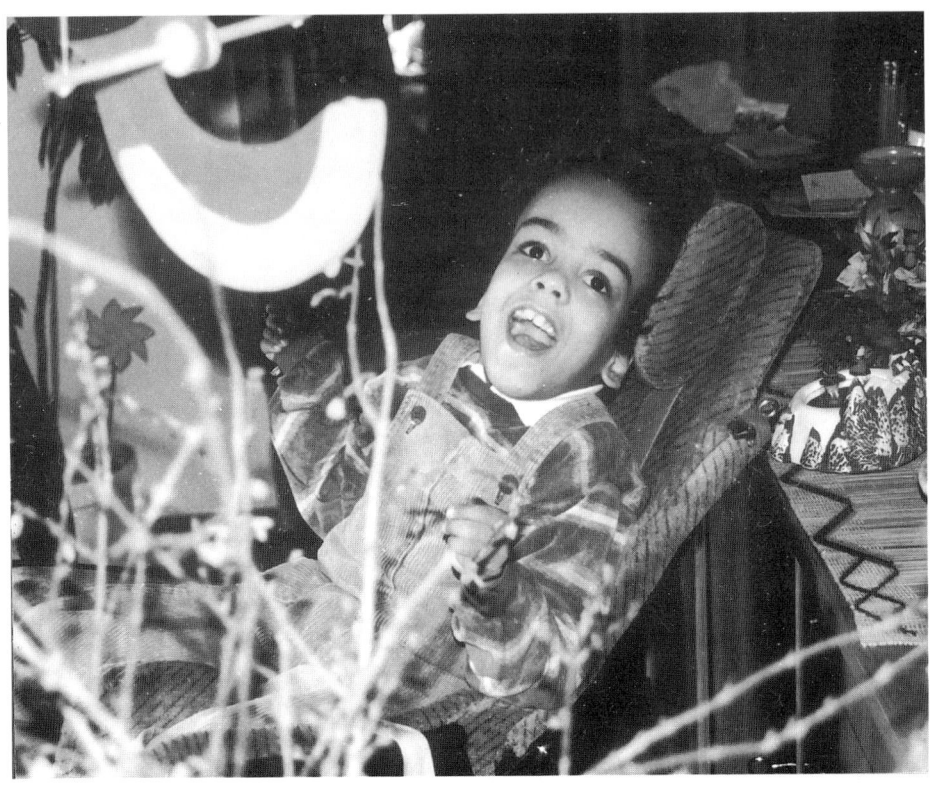

Abb. 25: Hinzu kommen Übungen, durch die die Fixation verbessert und ein Parallelstand der Augen erreicht werden soll.

Übungen zur Verbesserung der optischen Wahrnehmung im Sinne einer Verbesserung des Verständnisses für das Gesehene gehen zum Teil auf KIPHARD [23] zurück. Auf FRÖHLICH [15] und SCHMID-GIOVANNINI [43, 44] basieren die Übungen zur Verbesserung des Gehörs und des Sprachverständnisses. Intelligenzfördernde Übungen sind, wie zu erwarten, den Bedürfnissen des Kindes entsprechend noch differenzierter zu betrachten. Zum einen dienen hierzu ebenfalls die Übungen zur Verbesserung in den einzelnen Wahrnehmungsbereichen. Die weiteren Übungen finden sich u. a. ebenfalls bei

KIPHARD [23, 24] und MONTESSORI [34]. Oder es werden von mir auch sogenannte Hirnleistungstrainingsprogramme, z. B. von Petra RIGLING [40], oder auch von ihr erarbeitete Computerprogramme eingesetzt, um nur wenige Beispiele zu nennen. Rechen- und Schreiblernsoftware bei Schülern ergänzen die Palette der Übungen.

2.3 Fragwürdige Elemente aus der Doman-Therapie

Anschließend möchte ich nun darstellen, welche Punkte aus der Doman-Therapie mir entweder **fragwürdig** erscheinen oder von meiner Seite aus ganz und gar **abgelehnt** werden:

Contra Doman-Therapie

- 2.3.1 Theoretischer Hintergrund
- 2.3.2 Übungszeiten bzw. Therapiedauer
- 2.3.3 Normalität als ausschließliches Ziel
- 2.3.4 Vernachlässigung der exakten Diagnosestellung
- 2.3.5 Spezielle Übungen bzw. Anwendungen, die von mir abgelehnt werden
- 2.3.6 Hintanstellen von wichtigen Übungsbereichen.

2.3.1 Theoretischer Hintergrund

Allem voran muß hier die in den 50er Jahren von DOMAN [5, 11] formulierte Theorie des stufenweisen Gehirnaufbaus mit der gleichzeitigen Zuordnung der einzelnen Gehirnebenen zu bestimmten Funktion stehen. Zwar ist diese Art der theoretischen Erklärung für Eltern äußerst verständlich und eingängig. Da sie sich jedoch aufgrund neuerer neuroanatomischer Erkenntnisse als eindeutig falsch herausgestellt hat [45], ist es mir nicht möglich, diese Theorie meiner Arbeit zugrunde zu legen, auch nicht als symbolhafte, vereinfachte

Aktuelle neuroanatomische Zusammenhänge zwingen zum Verlassen alter Modelle

Darstellung. Zwar gehe ich nach wie vor davon aus, daß die Erfolge in der Praxis entscheidend sind und in vielen Bereichen eine ursprünglich falsche Theorie trotzdem zu positiven Ergebnissen geführt hat. Da jedoch diese Theorie dazu verleitet, auf einer starren Entwicklung, was die Reihenfolge des Erlernens von Funktionen anbelangt, zu beharren, muß sie von mir vollständig abgelehnt werden. Auch berücksichtigt diese veraltete theoretische Vorstellung nicht die Tatsache, daß ein sich normal entwickelndes Kind zunächst bestimmte Funktionen bzw. Reflexe erlernt, diese dann jedoch zu einem späteren Zeitpunkt zum Teil wieder verlieren muß, sollte die Entwicklung nicht gestört werden.

Unter Einbeziehung dieser Überlegungen zu dem veralteten theoretischen Hintergrund der reinen Doman-Therapie wird immer das von DOMAN formulierte Entwicklungsprofil abgelehnt. Dabei wird jedoch übersehen, daß dieses Profil, verzichtet man auf die Zuordnung der einzelnen Ebenen zu bestimmten Gehirnabschnitten, immer noch seine Gültigkeit hat und z. B. von KIPHARD als Grundlage für sein »Sensomotorisches Entwicklungsgitter« [20, 22, 24] herangezogen worden ist. Allerdings ziehe ich für die Praxis das »Sensomotorische Entwicklungsgitter« vor allem deswegen vor, da es wesentlich kleinere Entwicklungsfortschritte berücksichtigt als das Profil DOMANS. Bei schwerstmehrfachbehinderten Kindern kann sogar dieses Gitter zu weitmaschig angelegt sein, so daß ich in solchen Fällen mit der »Förderdiagnostik für schwerstbehinderte Kinder« nach FRÖHLICH arbeite [17].

Entwicklungsgitter

2.3.2 Übungszeiten bzw. Therapiedauer

Die reinen Doman-Programme beinhalten tägliche Übungszeiten von 8–12 Stunden, eine ganzwöchige Therapie ohne Unterbrechung durch Urlaubstage. Auch wenn die Familien das konsequente Einhalten dieser Vorschriften zum Teil nur nach außen hin vorgeben, in Wirklichkeit sich jedoch Freiräume schaffen, halte ich diese Vorgehensweise für nicht akzeptabel. Die Erfahrung hat gezeigt, daß die Fortschritte im

Einzelnen und im Gesamten eben nicht mathematisch linear zur eingesetzten Therapiezeit ansteigen.

Auf der anderen Seite muß selbstverständlich akzeptiert werden, daß eine gewisse Konsequenz und auch eine gewisse zeitliche Dauer einer Therapie vorliegen muß, will man Fortschritte erreichen. Hier ist es sehr wichtig von seiten des Therapeuten einen für alle tragbaren Kompromiß anzustreben, so daß die Therapiezeiten effektiv sind, die betroffene Familie und besonders das zu betreuende Kind jedoch dadurch nicht überfordert wird. Aus diesem Grund erachte ich es für notwendig, daß die von mir betreuten Familien mit in den Entscheidungsprozeß, was die Therapiezeiten anbelangt, einbezogen werden. Ebenfalls müssen die Wünsche und ureigensten Vorstellungen des betroffenen Kindes mit berücksichtigt werden. Freie Wochenenden und therapiefreie Urlaubszeiten sind für mich Selbstverständlichkeiten. Gleiches gilt für andere Therapeuten und auch für einige Institute [19].

Die Therapiezeiten müssen gemeinsam mit der Familie festgelegt werden

2.3.3 Normalität als ausschließliches Ziel

Die extrem langen von DOMAN vorgebenen Therapiezeiten und die fehlenden Erholungsphasen können von vielen Eltern nur verkraftet werden, weil ihnen zu Beginn der Therapie zeitliche Vorgaben gemacht worden sind, bis zu welchem Zeitpunkt eine Normalität entweder in Teilbereichen oder in Gänze sich herausgestellt haben wird. Dieses Erreichen der Normalität hat bei DOMAN selbst oberste Priorität, wobei unbedingt festgehalten werden muß, daß er die Eltern bei Beginn mit der Therapie darauf hinweist, daß er das Erreichen der Normalität nicht garantieren kann. Er läßt sich diese Aussage sogar von den Eltern unterschreiben [5]. Trotzdem führt dies leider dazu, daß etliche Familien täglich auf die Normalität hinarbeiten, ohne sich der Frage zu stellen, ob dieses Ziel auch wirklich zu erreichen ist.

Ein realistisches Therapieziel ist wichtig für alle Beteiligten

Die von vielen geteilte Annahme der Plastizität des Gehirns verleitet obendrein noch dazu, sich zu große Hoffnungen in bezug auf die mögliche Effektivität einer Therapie zu machen. Hier liegt die Pflicht beim Therapeuten, den Eltern einen realistischen Optimismus zu vermitteln. In vielen Fällen muß man auch so ehrlich sein zuzugeben, daß genaue Prognosen nicht zu stellen sind oder höchstens nur für Entwicklungsmöglichkeiten »von – bis«. Die Motivation durch das ausschließliche Ziel der Normalität kann ich nicht vertreten, da ein Therapeut letztendlich die Verpflichtung hat zu erreichen, daß die Eltern ihr behindertes Kind voll und ganz in Liebe annehmen, auch wenn dieses Kind auf Dauer behindert bleiben wird [16].

2.3.4 Vernachlässigung der exakten Diagnosestellung

Die Bedeutung der exakten Diagnose für Programm und Therapie

Auch wenn bei vielen behinderten Kindern die Diagnose »Infantile Cerebralparese unklarer Genese« oder »Psychomotorische Retardierung unklarer Genese« letztendlich nicht genauer präzisiert werden kann, ist die möglichst genaue Diagnosestellung allein schon wegen der daraus resultierenden Prognose äußerst wichtig.

Gerade wenn nach DOMAN durch sein für die ganze Familie stark belastendes Therapieprogramm die Normalität angestrebt werden soll, ist es mehr als fatal, wenn hierunter auch Kinder fallen, bei denen ein noch nicht erkanntes genetisches Syndrom vorliegt. Gleiches gilt für schwerste cerebrale Mißbildungen oder Fehlbildungen, die von vornherein eine optimistische Prognose nicht erlauben.

Jedoch führt die Aussage, daß die zugrundeliegende Ursache der Hirnschädigung vollkommen unwichtig für die Prognose sei, sehr leicht dazu, die exakte Diagnosestellung zu vernachlässigen. Außerdem sind gerade schwerstmehrfachbehinderte Kinder häufig nicht in der Lage, ihre wahre Intelligenz unter Beweis zu stellen. Aus diesem Grund geht DOMAN mittels eines Umkehrschlusses davon aus, daß bei solchen Kindern bis zum Beweis des Gegenteils eine normale Intelligenz vorliege. Dies und die fehlende Akzeptanz der neuroanatomischen Zusammenhänge kann dann z. B. dazu führen, daß bereits Kindern, die zwar sehen können, jedoch noch keinerlei optisches Verständnis zeigen, Bildkarten und Lesekarten gezeigt werden. Erläutert wird diese Vorgehensweise den Eltern dahingehend, daß jeder optische Wahrnehmungseindruck im Gehirn vernetzt und gespeichert werde, so daß auch zu diesem Zeitpunkt der Einsatz von Bild- bzw. Lesekarten sinnvoll erscheinen muß. Die Möglichkeit, daß Kinder mit schweren Wahrnehmungsstörungen im optischen Bereich, die eventuell auch geistig behindert sind, vielleicht nie lesen lernen werden, wird von DOMAN zu selten in Betracht gezogen.

2.3.5 Beschreibung von speziellen Übungen, die von mir abgelehnt werden

In diesen Bereich gehören die sogenannten **Punktekarten** [12]. Auf diesen Karten werden jeweils Punkte aufgezeichnet oder aufgemalt. Dem Patienten werden diese Punktekarten mit einer Punktezahl in steigender Reihenfolge, jeden Tag eine weitere Karte, gezeigt. Hierdurch will DOMAN das sogenannte fotografische Gedächtnis anbahnen. Er geht davon aus, daß die Kinder anschließend, ohne die Punkte nachzählen zu müssen, die genaue Anzahl der Punkte erkennen können. Darauf baut er sein Rechenprogramm auf. Da er den Eltern nahelegt, keine Kontrollen über den Erfolg solcher Intelligenzprogrammpunkte durchzuführen, gehen diese von einer erfolgreichen Arbeit mit solchen Arbeitsmaterialien aus.

Contra Punktekarten

Eine weiteres Element aus der Doman-Therapie, von dem ich mich distanzieren muß, ist die sogenannte **Atemmaschine**. Unter der Überlegung, daß viele hirngeschädigte Kinder keine ausreichende tiefe Atmung zeigen, will DOMAN mittels dieser Atemmaschine die Atemtiefe und Atemfrequenz beeinflussen. Das Prinzip entspricht der »Atemtherapie« von VATER und BONDZIO [47]. Allerdings geschieht bei der manuellen Durchführung dieser »Atemtherapie« die Manipulation der Atemtiefe und Atemfrequenz nur kurzfristig für mehrere

Kritisches zur Atemmaschine

Minuten. Bei der Atemmaschine dagegen werden die Atemtiefe und Atemfrequenz vorher von den Eltern nach Angaben von DOMAN festgelegt. Daran anschließend wird diese Manipulation maschinell zum Teil für mehrere Stunden, recht häufig während der Nachtruhe, durchgeführt. Ich halte diese maschinell durchgeführte Manipulation der Atmung für nicht vertretbar, da sich keine Möglichkeit für das Kind ergibt, eine Gegensteuerung gegen die vorgegebene Atemtiefe und Atemfrequenz vorzunehmen. Berücksichtigt man, daß die Parameter Atemfrequenz und Atemtiefe auch bei demselben Individuum – abhängig z. B. von der Schlaftiefe – variable Größen darstellen, kann man nachvollziehen, daß die Anwendung dieser Atemmaschine bei behinderten Kindern bereits zu psychischen Alterationen geführt hat. Allerdings geben die Eltern, die bei ihrem Kind diese Atemmaschine einsetzten, an, daß gerade spastische Kinder unter dieser Therapie sehr viel lockerer werden und keinerlei Widerstand dagegen zeigen. Trotzdem distanziere ich mich von diesem Gerät und wende es in meinen eigenen Therapieprogrammen nicht an.

Zu Megadosen von Vitaminen   Gleiches gilt für die Verordnung der Patienten mit **Megadosen von Vitaminen**. Mit dieser überhöhten Dosis wird nicht nur der Tatsache Rechnung getragen, daß hirngeschädigte Kinder sich manchmal auch bei aller versuchter Konsequenz der Mutter nur recht einseitig ernähren lassen. Sondern die Dosen liegen oft in einem Bereich [5], der gerade im Hinblick auf das Vitamin A nicht unbedingt nebenwirkungsfrei ist.

Zur Flüssigkeitsreduktion   Ebenfalls nicht akzeptieren kann ich eine **Flüssigkeitsreduktion** für hirngeschädigte Kinder. DOMAN will dadurch einem eventuell auftretenden Hirnödem entgegenwirken. Im chronischen Zustand nach einer Hirnschädigung ist jedoch mit einem solchen Ödem nicht mehr zu rechnen. Aus diesem Grund halte ich die Flüssigkeitsreduktion nach länger zurückliegendem Hirntrauma nicht nur für wirkungslos, sondern gerade bei Kindern auch für schädlich.

2.3.6 Hintanstellen von wichtigen Übungsbereichen

Auch wenn ich mir darüber im Klaren bin, daß mir längst nicht alle Übungen, die von DOMAN eingesetzt werden, bekannt sind, muß ich doch immer wieder anhand der mir vorliegenden Programme feststellen, daß zwei Bereiche von ihm zu wenig beachtet werden: Dies sind zum einen reine **Mundfunktionsübungen** und zum anderen Übungen zur **Verbesserung der Handgeschicklichkeit**.

Aus diesem Grund nehmen die meisten der mir bekannten Therapeuten und Institute zusätzlich zu den in Kapitel 2.2.5 erwähnten Therapiekonzepten noch Übungen von MORALES [35] als Mundfunktionsübungen, Sprachübungen nach SCHMID-GIOVANNINI [43, 44] und Übungen nach KIPHARD [25] zur Verbesserung der Handgeschicklichkeit in ihre Therapieprogramme auf. Ich selbst arbeite des weiteren noch mit den Fingerübungen nach PADOVAN [36] (s. *Abb. 27 und 28*), wobei diese als Ergänzung der Übungen von MORALES noch weitere Mundfunktionsübungen entwickelt hat *(Abb. 26)*, die sich ebenfalls gut in ein ganzheitliches Therapieprogramm integrieren lassen. Atemübungen, z.B. zum Abbau einer paradoxen Atmung, können bei manchen Patienten mit Sprachauffälligkeiten ebenfalls angezeigt sein (s. *Abb. 29*).

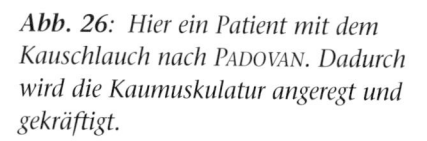

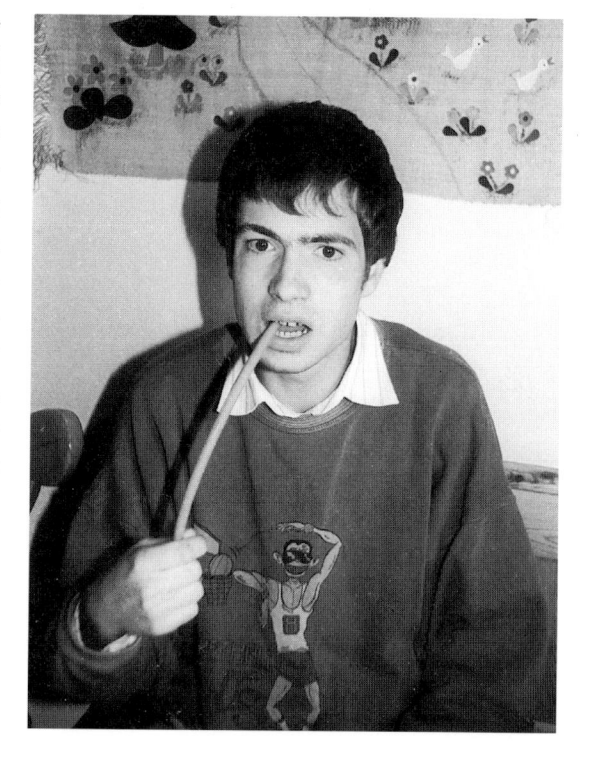

Erweiterung der therapeutischen Palette

Abb. 26: Hier ein Patient mit dem Kauschlauch nach PADOVAN. Dadurch wird die Kaumuskulatur angeregt und gekräftigt.

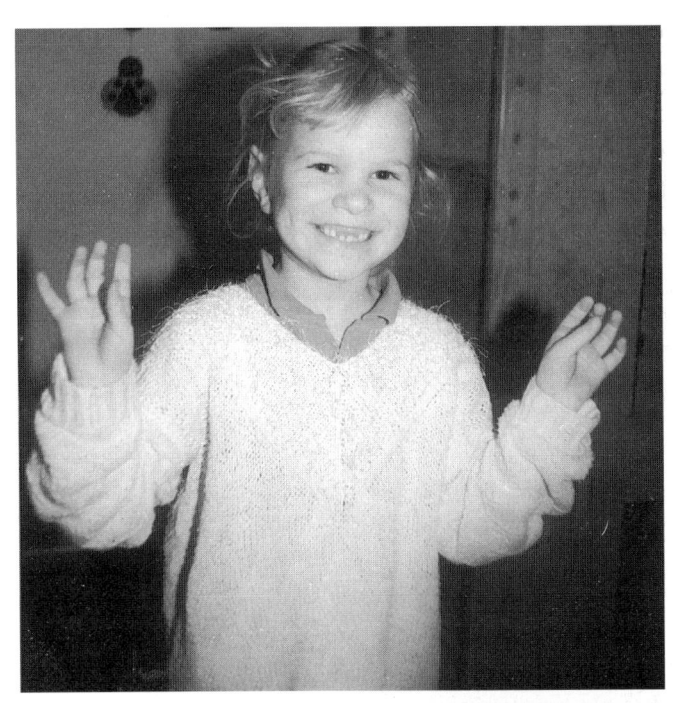

Abb. 27: Ein neurologisch unauffälliges 5 Jahre altes Mädchen zeigt hier die PADOVAN-Fingerübung Nr 1 (Pronation/Supination).

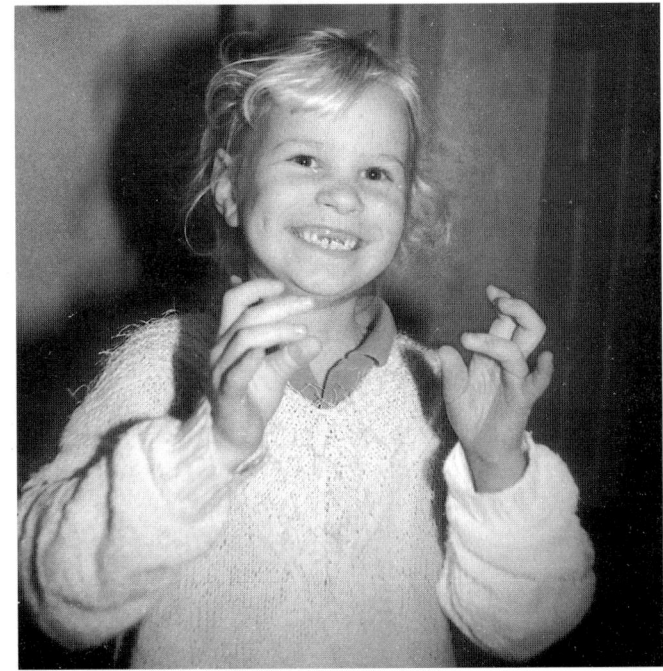

Abb. 28: Hier dasselbe Kind zu sehen mit der PADOVAN-Fingerübung Nr. 8 (Daumen-Opposition nacheinander gegen die Finger derselben Hand mit beiden Händen gleichzeitig).

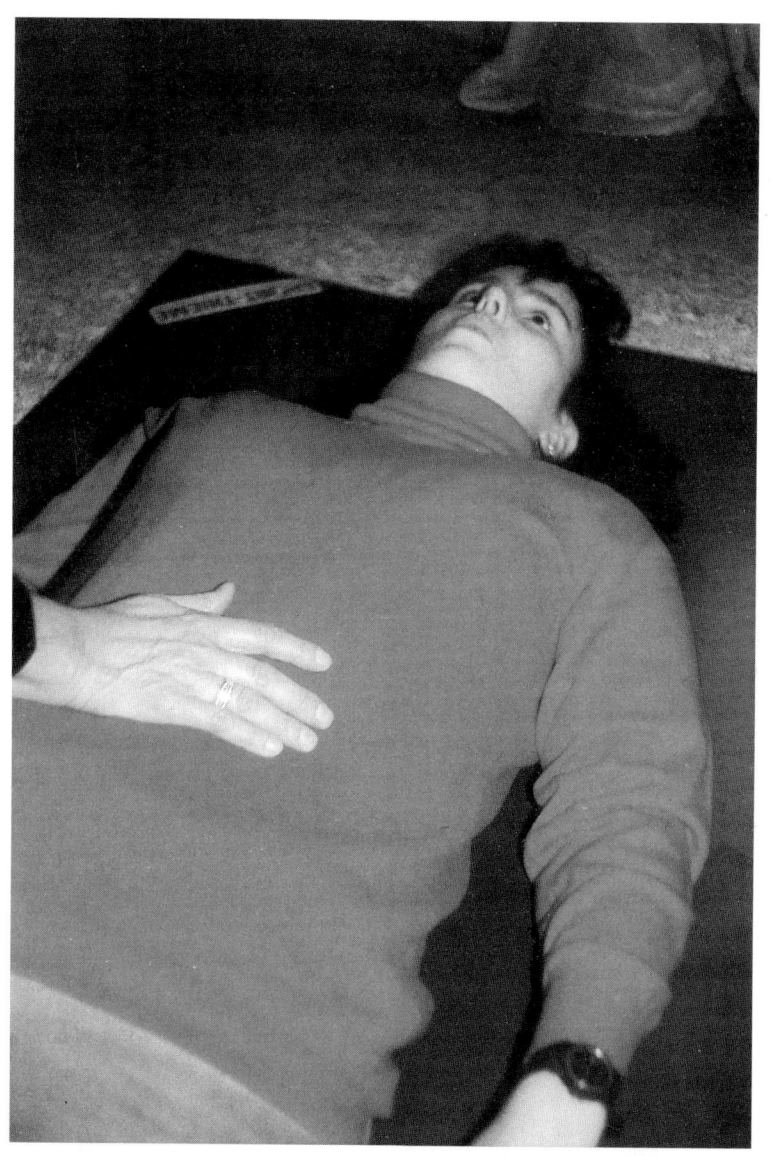

Abb. 29: *Bei paradoxer Atmung zieht der Patient beim Einatmen den Bauch ein. Das bewußte tiefe Einatmen gegen die auf dem Unterbauch liegende Hand verhilft zu einem besseren Gespür für die richtige Atemtechnik.*

2.4 Diskussion

Die vorangegangene Aufstellung beschreibt einige Elemente aus der »Doman-Delacato-Therapie«, wobei ich nicht den Anspruch auf Vollständigkeit erheben will. Die Schwierigkeit in der Beurteilung dieser Therapie ist die, daß es keine einheitliche Therapieform mit diesem Namen gibt, so daß die Beurteilung einer sogenannten »Doman-Delacato-Therapie« nur zu falschen Pauschalierungen führen kann. Darum bin ich zusätzlich noch auf die inzwischen eingetretenen Differenzierungen eingegangen und auch darauf, welche Elemente ich selbst für meine Arbeit übernommen habe und welche nicht.

Distanzierung von der Theorie des stufenweisen Gehirnaufbaus mit gleichzeitiger Zuordnung der einzelnen Gehirnebenen zu bestimmten Funktionen

Während die reine Doman-Therapie – zumindest meines Wissen nach – weiterhin auf der Theorie des stufenweisen Gehirnaufbaus mit gleichzeitiger Zuordnung der einzelnen Gehirnebenen zu bestimmten Funktionen basiert, haben sich die meisten europäischen Therapeuten und Institute von dieser Theorie distanziert. Schon allein deswegen sind die Therapieprogramme unterschiedlich aufgebaut.

Aber auch die Frage der realistischen Prognose wird von den theoretischen Überlegungen berührt, da bei der Prämisse der alleinigen Schädigung niedriger Gehirnstufen von einer Unversehrtheit des Cortex' ausgegangen werden kann. Bei der Akzeptanz der Schädigung auch des Cortex-Bereiches ist die Prognose um einiges schlechter und nur komplexer zu stellen. Allein aus dieser Überlegung heraus resultieren die häufig zu optimistischen Prognosen von DOMAN mit dem Hinarbeiten auf die Normalität. Zugute halten muß man DOMAN, daß er sicherlich nicht in jedem Fall, in dem die Eltern die Normalität ihres Kindes als Ziel anstreben, dieses Ziel auch so formuliert hat. Eltern wünschen verständlicherweise nicht nur bei Diagnosestellung, sondern immer wieder auf's Neue eine Prognose für ihr behindertes Kind. Die meisten Fachleute äußern sich diesbezüglich eher zurückhaltend, um falsche Hoffnungen zu vermeiden. Dagegen stehen neuere Erfahrungen, daß die Entwicklung eines Kindes zwar nicht vorbestimmt ist, es sich jedoch innerhalb einer bestimmten Breite – gerade im intellektuellen Bereich – entwickeln kann [28]. Auch hat die intensive Arbeit mit Behinderten zu der Erkenntnis geführt, daß letztendlich auch kleinere Fortschritte in der Therapie schwerstbehinderter Patienten als Erfolge eigener Art anzusehen sind [16]. Mit diesen wenigen Aspekten, die die Prognosestellung in der Arbeit mit behinderten Menschen betreffen, möchte ich darauf hinweisen, wie wenig beide Extreme den Eltern helfen: Leichtfertig positive Prognosen, aber auch zu zurückhaltende Äußerungen sind nicht die Hilfestellung, die die betroffenen Familien verdient haben, wobei jeder Therapeut aus eigener Erfahrung weiß, wie schwer es in manchen Fällen sein kann, realistische und doch motivierende Aussagen zu treffen.

Auch kleine Therapieerfolge werden von den Beteiligten positiv wahrgenommen

Nur der Vollständigkeit wegen möchte ich aufführen, daß mir bei allen von mir betreuten Kindern sehr viel an einer exakten Diagnosestellung gelegen ist. Eine exakte Diagnosestellung ist weniger entscheidend für die Erarbeitung des entsprechenden Therapieprogrammes als für die Gesamtprognose, gerade im Hinblick auf eventuell bestehende genetische Syndrome. Daß diese exakte Diagnosestellung bei DOMAN hintan steht, ist gewiß in vielen Fällen ein Nachteil, der wiederum in den mir bekannten Fällen zu falsch positiven Prognosen geführt hat. Allerdings muß dieser Nachteil nicht systembedingt sein, sondern könnte jederzeit von DOMAN selbst aufgehoben werden.

Gemeinsame Voraussetzung für die Wirkungsweise der Therapie ist bei allen Therapeuten die Annahme einer Plastizität, besonders des kindlichen Gehirns, wie bei BOBATH [7], VOJTA [48] und anderen auch. Jedoch darf die Akzeptanz einer solchen Plastizität und die damit bestehenden Möglichkeiten für die Entwicklung des Gehirns nicht zu einem ausufernden realitätsfernen Optimismus führen.

Alle Therapieansätze gehen von der Plastizität des kindlichen Gehirns aus

Der ganzheitliche Therapieansatz wird nicht nur von DOMAN als sinnvoll erachtet [16, 23, 24]. Leider sieht es häufig noch so aus, daß dieser ganzheitliche Therapiegedanke zwar geplant wird, aber in der Praxis zerfällt, so daß wiederum nur

Einzeltherapien durchgeführt werden. Auf der anderen Seite sind in einigen Kinderzentren Therapiemodelle entstanden, bei denen vom Therapieansatz her alle Bereiche berücksichtigt werden. Ebenfalls wird dabei die Gesamttherapie von mehreren Therapeuten zusammengestellt. Da die Förderung dieser Art im stationären Bereich extrem aufwendig und kostenintensiv ist, kommt jedes Kind nur ungefähr vier Wochen pro Jahr in den Genuß einer solchen stationären ganzheitlichen Therapie. Es wird daran anschließend nach Hause entlassen. Und da die Eltern nicht ausreichend in die Therapiemaßnahmen eingearbeitet sind – denn die Übungen wurden in der Klinik ja von Spezialisten durchgeführt – endet diese intensive Förderung trotz deutlicher Erfolge nach vier Wochen. Hier setzt die Idee an, Eltern als Co-Therapeuten zu gewinnen, damit eine längere, gleichmäßige und intensive Förderung auch außerhalb des stationären Bereiches gewährleistet ist. Auch KIPHARD [24] sieht das so, wenn er der Mutter die Rolle der »Haupttherapeutin« überträgt und die Fachleute als »Entwicklungsberater« bezeichnet: »Keine Institution auf der Welt kann eine Therapie durch die Mutter ersetzen, weder zeitlich noch sozial. Bei dem derzeitigen Mangel an therapeutischen Fachkräften ist das häusliche Training ohnehin die einzige Möglichkeit, um der Resignation zu entgehen und handelnd und übend die Behinderung des Sorgenkindes zu kompensieren. Aber die Mutter braucht fachmännischen Rat, ...«.

Bedeutende Rolle der Eltern

Nicht abzustreiten ist, daß es Eltern gibt, die sich in der Rolle der Co-Therapeuten überfordert fühlen. Diese Überforderung kann jedoch genauso auf der mangelnden Akzeptanz einzelner Übungen – so z.B. auf dem Reflexkriechen nach VOJTA –, gegen die sich das Kind wehrt, beruhen wie auf der Rolle des Co-Therapeuten an sich. Jeder Therapeut kennt die Eltern, die lieber therapieren lassen, als selbst zu therapieren. Diesen Eltern die Durchführung eines Heimprogrammes zu übertragen, würde vermutlich mehr oder weniger mißlingen. Jedoch halte ich es für falsch, aufgrund dieser Erfahrung allen Eltern von der Durchführung von Heimprogrammen abzuraten.

Denn sowohl meine private als auch meine berufliche Erfahrung hat mir gezeigt, daß es sehr wohl Eltern gibt, vielleicht sogar in den letzten Jahren zunehmend mehr [29], die bereit sind, bei der Therapie ihres behinderten Kindes aktiv mitzuarbeiten.

Ich wage zu behaupten, daß sehr häufig die Familien sich besser mit dem Schicksal, ein behindertes Kind zu haben, abgefunden haben, die diese Behinderung akzeptiert haben und aktiv bei der Therapie ihres Kindes mitwirken und somit selbst das Beste aus der Situation machen, als die, die schicksalsergeben therapieren lassen. Allein diese innere Ausgeglichenheit der Eltern überträgt sich sowohl auf das behinderte Kind als auch auf dessen Geschwister mit den daraus resultierenden positiven Folgen.

Eine weitere Seite der möglichen Überforderung betrifft die Therapiedauer. Zum einen ist es zwar so, daß die 8–12stündigen Programme von DOMAN auch Zeiten für Füttern, Wickeln etc. beinhalten. Jedoch zeigt sich immer wieder, daß die Therapie sowohl für das zu fördernde Kind als auch für die Eltern als auch für mögliche Geschwister zu zeitintensiv ist, vor allem da keine Erholungspausen durch Wochenenden oder Urlaube vorgesehen sind. Allerdings muß man einräumen, daß die Familien, die zu DOMAN selbst fahren, diese mögliche Überforderung bewußt akzeptieren, jedoch in den meisten Fällen aufgrund des motivierenden Gedankens, daß nur hierdurch ihr Kind gesund werden würde. Hier setzt auch mein Vorwurf an DOMAN an, daß nämlich Eltern nur unter dieser Annahme eine solche Strapaze durchhalten können. Bei realistischer Einschätzung der Prognose würden viele Eltern solche langen Therapiezeiten verweigern.

Gut durchdachte Therapiezeiten helfen, eine Überforderung zu vermeiden

Darin liegt nun für mich die Herausforderung an den Therapeuten, den jeweiligen Kompromiß zwischen maximal möglicher Therapiezeit und der für das Kind und seine Familie gut erträglichen Therapiezeit zu finden. Die eine Familie muß eher gebremst werden in ihren Bemühungen, dem Kind helfen zu wollen. Die andere Familie dagegen muß zu mehr Mitarbeit motiviert werden. Letztendlich kann die Entscheidung, wieviel Therapie von der Familie übernommen wird, nur von jeder Familie selbst ganz individuell entschieden werden. Wir als Therapeuten können nur Hilfestellung geben im Sinne des von KIPHARD formulierten »Entwicklungsberaters« [24].

Der Therapeut als Entwicklungsberater

Um diese Funktion des »Entwicklungsberaters« wahrnehmen zu können, muß der betreffende Kinderarzt und der jeweilige Therapeut neben seiner eigenen Therapieform, um das Vertrauen der Familie zu erlangen, so weit in die einzelnen gängigen Therapieformen eingearbeitet sein, daß die Familie seine Ratschläge akzeptieren kann. Solange Kinderärzte und Therapeuten Behauptungen unwidersprochen hinnehmen, daß »die Verlockung der Doman- (und in gewisser Weise auch der Vojta-) Therapie darin besteht, daß die Aggression gegen das eigene eben ›ungeratene Kind‹ in einer gesellschaftlich akzeptierten Form, nämlich als ›Therapie‹, abreagiert werden kann« [1], muß man sich nicht wundern, wenn das Vertrauen der betroffenen Familien in die Fachwelt nicht so groß ist, wie es sein könnte. Gleiches gilt für die Situation, daß Eltern nur pauschale Verurteilungen gegenüber der «Doman-Delacato-Therapie« hören, auf der andere Seite jedoch durch eigene praktische Anschauungen erleben, daß die von ihnen gewählte Therapieform nicht den Vorwürfen entspricht, aber trotzdem mit diesem Namen belegt wird.

Einige Doman-Übungen werden zu Recht kritisiert

Was die Verurteilung einzelner Doman-Übungen anbelangt, kann ich nur feststellen, daß über den Einsatz und die Durchführung bestimmter Übungen ungenaue Kenntnis bei den Kritikern vorlag [18, 38, 42, 36] und vermutlich dadurch die negative Einstellung gegen diese Übungen zu erklären ist, während wiederum andere Übungen zu Recht kritisiert worden sind und werden. Ebenfalls sind manche Gegner nicht darüber orientiert, daß die allermeisten Übungen, die man sowohl in der Doman-Therapie als auch in den anderen ganzheitlich orientierten Heimtherapien findet, auch in anderen bekannten und anerkannten Therapieformen anzutreffen sind.

Zusätzlich werden Übungen, von denen ich mich meinerseits

distanziere (z. B. Punktekarten, Atemmaschine), überhaupt nicht beschrieben, vielleicht weil sie den Kritikern nicht bekannt sind. Hier gilt es letztendlich, eine Informationslücke zu schließen. Diese Informationslücke kann aber nur geschlossen werden, wenn die etablierten Kinderneurologen bereit sind zum Erfahrungsaustausch mit den Therapeuten und Instituten, die ganzheitliche Heimprogramme erstellen. Ich bin überzugt, daß hierdurch eine deutliche Annäherung erreicht werden könnte, da mehr Gemeinsamkeiten bestehen als allgemein im Moment noch angenommen wird.

2.5 Zusammenfassung

Die Doman-Therapie ist eine ganzheitliche Therapieform, die alle sensorischen und motorischen Bereiche berücksichtigt. Sie basiert auf der Plastizität des Gehirns, wobei die darüber hinaus ursprünglich von DOMAN formulierte Theorie heute keine Gültigkeit mehr hat. Die Therapieprogramme werden als sogenannte Heimprogramme ausgearbeitet, d. h., daß die Eltern – meistens die Mutter – so intensiv in die Therapie eingearbeitet werden, daß sie die Therapie als Co-Therapeuten durchführen können.

Therapieprogramme als Heimprogramme

Die Tatsache, daß verschiedene Therapeuten und Institute ihre Therapieformen auch ganzheitlich ausrichten und als Heimprogramme ausarbeiten, hat leider dazu geführt, daß deren Therapieformen ebenfalls mit dem Namen Doman-Therapie bzw. »Doman-Delacato-Therapie« bezeichnet worden sind und noch werden. Diese Bezeichnung ist genauso irreführend und falsch, wie wenn man diese Therapieformen z. B. als »Sensorische Integration« oder »Basale Stimulation« bezeichnen würde, nur weil einzelne Übungen von AYRES oder FRÖHLICH darin enthalten sind.

Die Differenzierungen gehen über marginale Veränderungen im Vergleich zur Doman-Therapie weit hinaus: Zum einen wird die Therapiedauer den Bedürfnissen des Kindes und den Bedürfnissen der Familien angepaßt, somit deutlich reduziert. Zum anderen werden in den allermeisten Fällen nur

Übungen übernommen, die der allgemein gültigen Therapie entwicklungsauffälliger und hirngeschädigter Kinder nicht widersprechen, sondern als Ergänzung dienen können. Des weiteren wird auf Elemente, die nicht tragbar sind, verzichtet. Jedoch ist bis auf die starke Einbeziehung der Eltern in die Therapie ihres Kindes mittels Heimprogramme die Vorgehensweise der einzelnen Therapeuten und Institute auch wiederum so unterschiedlich, daß hier ebenfalls eine Pauschalierung entfallen sollte. Über üblicherweise vorgebrachten Kritikpunkten wird gerne übersehen, daß durch die Doman-Therapie und auch durch sonstige ganzheitliche Therapieformen gerade bei schwerstmehrfachbehinderten Kindern tatsächlich Erfolge erzielt werden konnten, wo vorher durch andere Einzeltherapieformen sich keinerlei Fortschritte eingestellt hatten. Diese Erfolge können nicht wegdiskutiert werden, auch wenn bei den betreffenden Kindern letztendlich aufgrund des ursprünglichen Schweregrades der Hirnfunktionsstörung bzw. Hirnschädigung die Erfolge mit einem eigenen Maßstab gemessen werden müssen.

Zum Schluß des Kapitels sei mir eine persönliche Stellungnahme gestattet: Meine eigene Arbeit mit hirngeschädigten und entwicklungsauffälligen Kindern habe ich mit dem Namen »Psychomotorische Ganzheitstherapie« umschrieben. Mit dieser Beschreibung möchte ich in keinster Weise den Eindruck erwecken, eine eigene Therapie erfunden zu haben. Mir ging es zum einen lediglich darum, daraufhinzuweisen, daß ich ein ganzheitliches Konzept vertrete, welches psychische, sensorische und motorische Bereiche umfaßt. Zum anderen wollte ich mich von der reinen Doman- und der Delacato-Therapie distanzieren, da ich es bereits mehrfach – wie oben beschrieben – erlebt habe, daß die Arbeit verschiedenster Therapeuten und Institute unter dem Namen »Doman-Delacato-Therapie« subsumiert wird, nur weil ihre Therapieprogramme einzelne Übungen von DOMAN und DELACATO enthalten. Diesem Pauschalurteil wollte ich von vornherein mit einer eigenen Bezeichnung für meine Arbeit entgehen. Das derzeit vorhandene Wissen um die Förderung hirngeschädigter und entwicklungsauffälliger Kinder im Rahmen einer psychomotorischen bzw. sensomotorischen Ganzheitstherapie mit entsprechendem Einsatz der Eltern wird leider zum jetzigen Zeitpunkt bei den betreuenden Kollegen noch nicht entsprechend in die Therapieerwägung miteinbezogen. Ich bin fest davon überzeugt, daß dies ein sinnvoller Weg ist zur Förderung des betroffenen Kindes sowie zur Anleitung und Hilfestellung für die einsatzwilligen Eltern, der auch im Hinblick auf die zukünftige finanzielle Situation im Gesundheitswesen seine Berechtigung haben wird.

2.6 Literaturverzeichnis

1. ALY, M. u. G. u. M. TUMLER: Kopfkorrektur (S. 95) Rotbuch-Verlag (1991)
2. AFFOLTER, F.: Wahrnehmung Wirklichkeit und Sprache. Neckar Pädagogik (1989)
3. AFFOLTER, F. u. W. BISCHOFFBERGER: Lernen im Alltagsgeschehen in Handbuch d. Sonderpädagogik, Bd. 12, hrsg. von Andreas FRÖHLICH – Berlin Ed. Marhold im Wiss.-Verl. Spiess (1991)
4. AYRES, J.: Bausteine der kindlichen Entwicklung. Springer-Verlag (1979)
5. BAUER, M.: Die Anwendung der Krankengymnastischen Methode nach Doman bei Kindern mit einer beinbetonten spastischen Tetraparese (Diplegie), Inaugural-Dissertation der Med. Fakultät (Klin. Medizin) der Eberhard-Karls-Universität zu Tübingen (1986)
6. BIDABE, L. u. J. M. LOLLAR: M.O.V.E., Mobilitätstraining für Kinder und Erwachsene mit Behinderung. borgmann publishing GmbH – Dortmund (1993)
7. BOBATH, K.: A neurophysiological basis for the treatment of cerebral palsy. William Heinemann Medical Books Ltd. London (1980)
8. DELACATO, C.: Der unheimliche Fremdling (Das autistische Kind). Hyperion-Verlag Freiburg (1985)

9. DENNISON, P. E.: Befreite Bahnen. VAK-Verlag für angewandte Kinesiologie GmbH, Freiburg (1984)

10. DOMAN, G.: Was können Sie für Ihr hirnverletztes Kind tun? Hyperion Verlag Freiburg (1980)

11. DOMAN, G.: Wie kleine Kinder lesen lernen. Hyperion Verlag Freiburg (1968)

12. DOMAN, G.: Wie kleine Kinder rechnen lernen. Hyperion Verlag Freiburg (1982)

13. eb. Erlangen: CO_2-Wirksamkeit nachgewiesen. In der Ärzte-Zeitung (16./17. Dez. 1988, Seite 23)

14. FELDKAMP, M.: »Behandlung« der Zerebralparese nach Doman. der kinderarzt (1/1990)

15. FRÖHLICH, A.: Basale Stimulation. Verlag sebstbestimmtes Lernen (1993)

16. FRÖHLICH, A.: Ganzheitliche Entwicklungsförderung im Handbuch der Sonderpädagogik. Bd. 12, Ed Marhold im Wiss.-Verl. Spiess (1991)

17. FRÖHLICH, A. u. U. HAUPT: Förderdiagnostik für schwerstbehinderte Kinder. Verlag Modernes Lernen, Dortmund (1993)

18. Gesellschaft für Neuropädiatrie. F. Hanefeld: Therapie nach Doman-Delacato. Stellungnahme der Gesellschaft für Neuropädiatrie (1991)

19. KANNEGIESSER-LEITNER, C.: Die Doman-Delacato-Therapie – Unterschiede zwischen den einzelnen Therapeuten und Instituten in Bezug auf die praktische Durchführung. Stufe 8 e.V. – Berlin (1993)

20. KIPHARD, E.J.: Wie weit ist ein Kind entwickelt? Verlag Modernes Lernen Dortmund (1991)

21. KIPHARD, E. J.: Sensomotorische Entwicklungsdiagnostik und Übungstherapie. (Videofilm) Verlag Modernes Lernen Dortmund (1973/74)

22. KIPHARD, E. J.: Sensomotorisches Entwicklungsgitter. Verlag Modernes Lernen Dortmund (1984)

23. KIPHARD, E. J.: Die Mutter ist Therapeutin ihres Kindes. Auszug aus einem Vortrag, gehalten am 1. April 1970 auf der Internationalen Sonnenberg-Tagung in Luxemburg

24. KIPHARD, E. J.: Sensomotorische Frühdiagnostik und Frühförderung. Sonderdruck aus »Frühe Hilfen – wirksame Hilfen«. Bericht der 8. Studientagung der Bundesvereinigung Lebenshilfe für geistig Behinderte e.V. Marburg (1975)

25. KIPHARD, E. J.: Unser Kind ist ungeschickt. Reinhard-Ernst-Verlag (1989)

26. KONEBERG, L.: Edu-Kinestetik. Gezielte Kommunikation mit dem Gehirn – Erfahrungen aus der pädagogischen Beratungsarbeit. Praxis der Psychomotorik (Mai 1995)

27. KÜRTEN, L.: Sprache und Gehirn. Aus Bild der Wissenschaft (11/1994)

28. LARGO, R. H.: Sollen und wollen wir die Entwicklung des Kindes wissenschaftlich untersuchen? Prakt. Entwicklungneurologie, hrsg. H. G. Schlack et. al. Hans Marseille Verlag GmbH München (1994)

29. LARGO, R. H.: Hirnschädigungen und therapeutische Möglichkeiten aus schulmedizinischer Sicht. Neue Züricher Zeitung

30. LARGO, R. H.: Kindliche Entwicklung – normal und gestört. Praktische Entwicklungsneurologie, hrsg. H.G. Schlack et. al., Hyperion Verlag Freiburg (1982)

31. MADISON, D. V.: Mechanismus underlying long-term potentiation of synaptic transmission. Annual Reviews (1991)

32. MERZENICH, M. M. et. al.: topographic reorganization of somatosensory cortical areas 38 and 1 in adult monkeys following restricted deafferentation: Neuroscience Vol. 8. No. 1. pp. 33 to 55. (1983)

33. MICHAELIS, R., H. KAHLE, u. U.S. MICHAELIS: Variabilität in der frühen motorischen Entwicklung. Praktische Entwicklungsneurologie, hrsg. von H. G. Schlack et. al., Hans Marseille Verlag GmbH München (1994)

34. MONTESSORI, M.: Grundgedanken der Montessori-Pädagogik. Herder-Verlag (11. Auflage 1991)

35. MORALES, R. C.: Die Orofaciale Regulationstherapie. Pflaum Verlag München (1991)

36. PADOVAN, B.: Kursunterlagen über Neurologische Reorganisation (Teil I und II, 1994)

37. POSER, U. u. P. SEDLMEIER: Neuropsychologische Rehabilitation bei Schädel-Hirn-Traumatikern. Zeitschrift für Neuropsychologie 1990, 1, Heft 1, S. 4–22
38. PRICE, A.: Die Doman-Delacato-Methode vom Standpunkt eines Therapeuten. In der kinderarzt (8/1990, S. 1157)
39. PRICE, A.: Die Bedeutung der anpassenden motorischen Reaktionen für die sensorische Integration. Aus Sensorische Integration, hrsg. von W. u. W. Doering, borgmann publishing Dortmund (1990)
40. RIGLING, P.: Hirnleistungstraining. Verlag Modernes Lernen, Dortmund (1993)
41. SCHAEFGEN, R.: Die Entwicklung der Wahrnehmung. Praxis Ergotherapie, Heft 4, (Aug. 1991)
42. SCHLACK, H. G.: Therapiekonzepte zur Behandlung von Kindern mit Cerebralparese, Praktische Entwicklungsneurologie, hrsg. H.G. Schlack et. al., Hans Marseille Verlag GmbH München (1994)
43. SCHMID-GIOVANNINI, S.: Sprich mit mir (Berlin 1976)
44. SCHMID-GIOVANNINI, S.: Ratschläge und Anleitungen für Eltern und Erzieher hörgeschädigter Kinder (Heft 1), hrsg. Internationales Beratungszentrum für Eltern hörgeschädigter Kinder, Zollikon – Schweiz (1985)
45. THOMPSON, R. F.: Das Gehirn, Kapitel 10: Der Lebenszyklus des Gehirns: Entwicklung, Plastizität und Altern (S. 341 ff). Spektrum-Verlag Heidelberg, (1994)
46. THURMAIER, M.: Die Therapie nach Doman-Delacato in Frühförderung interdisziplinär. (10. Jg. 1991)
47. VATER, W. u. M. BONDZIO: Vom ersten Laut zum ersten Wort. Reha-Verlag GmbH – Bonn (1981)
48. VOJTA, V.: Die Zerebralen Bewegungsstörungen im Säuglingsalter. Ferdinand Enke Verlag Stuttgart (1988)
49. WOLLWEBER, Th.: Krabbelgestell an der Gleitstange. Hrsg. HW-Studio Weber not (1/95)

Beschreibung eines Vorstellungstermins 3

In der Regel reichen bei der Psychomotorischen Ganzheitstherapie, wenn die Eltern gründlich in das Therapieprogramm eingearbeitet sind, drei bis vier Termine pro Jahr aus. In Einzelfällen genügen sogar zwei Termine. Damit in Gegenwart des Kindes nicht zu lange über Dinge gesprochen werden muß, die es nicht interessieren, lege ich Wert darauf, vor dem ersten Vorstellungstermin bereits die wichtigsten Informationen wie z.B. Arztberichte und ähnliches vorliegen zu haben. Bei schwerstbehinderten Kindern oder Kindern unter einem Jahr wird von mir der Entwicklungsstand zu jedem Termin mit der »Förderdiagnostik« nach FRÖHLICH festgehalten, bei mittelgradig behinderten Kindern oder Kindern unter sieben Jahren mit dem »Sensomotorischen Entwicklungsgitter« nach KIPHARD. Ältere Kinder oder auch Erwachsene arbeiten in der Regel so gut mit, daß auf das vorherige Austesten durch die Eltern verzichtet werden kann.

Die wichtigsten Informationen sollten beim ersten Vorstellungstermin vorliegen

Neben der Information über die Fertigkeiten aus diesen Entwicklungsgittern benötige ich noch weitere Informationen. Ich untersuche die Patienten zusätzlich in bezug auf ihre Motorik an sich, auf Kreuzmusterbewegungen, in bezug auf ihr Tastempfinden (s. *Abb. 30*), auf die Augenbeweglichkeit, auf die Seitendominanz (Beine, Arme, Augen, Ohren) sowie auf bestimmte Handfunktionen. Auch die Abgrenzung von Gleichgewichtsproblemen zu Koordinationsschwierigkeiten ist wichtig.

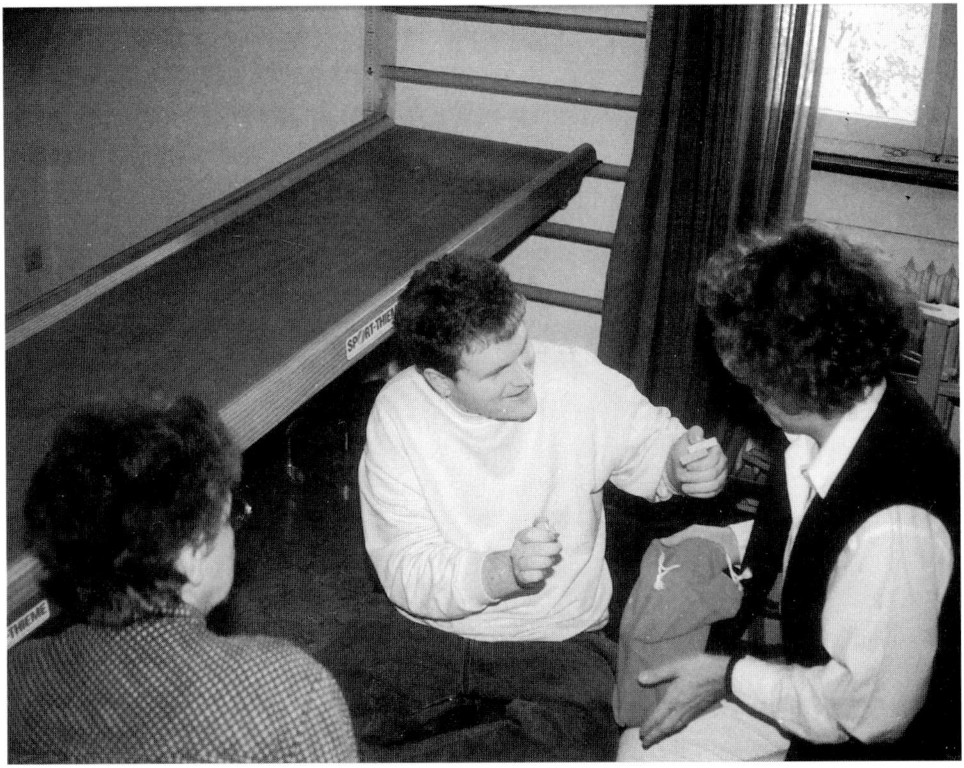

Abb. 30: *Austesten der Stereognosie in bezug auf Holzformen mittels eines sogenannten Fühlsäckchens.*

Die zeitliche Intensität des Therapieprogrammes Daran anschließend erarbeite ich ein Therapieprogramm, wobei ich vorher mit der Familie abspreche, wieviel Zeit zu Übungszwecken zur Verfügung steht. In der Regel erhalten Kinder mit einer Minimalen Cerebralen Dysfunktion (MCD) bzw. minimalen Teilleistungsstörungen ein Programm von circa fünfzehn bis dreißig Minuten, selten eine Stunde pro Tag und schwerstmehrfachbehinderte Patienten ein Programm von vier bis sechs Stunden pro Tag, je nach den individuellen Möglichkeiten einer Familie. Auch muß ich selbstverständlich die Länge des Programmes auf eventuelle Schul- bzw. Kindergartenbesuche hin abstimmen. Freie Tage in der Woche sowie Urlaube ganz ohne Therapie sind für meine Patienten Selbstverständlichkeiten. Allerdings geben die Mütter in vielen Fällen an, daß sie jetzt auch während einzelner freier Zeiten sehr viel besser wissen, wie sie sich sinnvoll und doch spielerisch mit ihrem Kind beschäftigen können.

Als nächstes bringe ich der Familie die einzelnen Übungen bei. Zu komplizierteren Übungen (z. B. Handfunktionsübungen nach PADOVAN) habe ich schriftliche Anleitungen erarbeitet. Zum Schluß wird noch per Videofilm der momentane Entwicklungsstand des Patienten festgehalten, letzte Fragen werden geklärt, und die Familie erhält ein vorläufiges Therapieprogramm. *Einüben des Therapieprogrammes*

Ein solcher Vorstellungstermin dauert erfahrungsgemäß zwischen eineinhalb und vier Stunden, je nach möglicher Mitarbeit des Patienten. Über den Entwicklungsstand erstelle ich einen ausführlichen Bericht mit genauem Therapieplan, der sowohl die einzelnen Übungen als auch die Begründung für diese Übungen enthält. *Der Therapieplan*

Bei speziellen Fragestellungen aus der Orthopädie, der Hals-Nasen-Ohrenheilkunde, der Augenheilkunde oder der Psychiatrie und Neurologie arbeite ich mit Kollegen aus Rastatt in der Art und Weise zusammen, daß ich die Patienten zur Konsiliaruntersuchung in deren Praxis vorstellen kann. Dies ist zum Glück ohne große zeitliche Verluste möglich, da die Wege zu diesen Praxen nur kurz sind. Patienten mit Problemen aus dem logopädischen Bereich stelle ich einer Rastatter Logopädin vor, die nach Absprache zur Konsiliaruntersuchung in meine Praxis kommt und dadurch meine eigenen Therapiepläne ergänzen kann. Auf diese Weise gelingt es mir, interdisziplinär zu arbeiten, ohne daß die Patienten unnötigerweise mit einem ganzen Team von Therapeuten konfrontiert werden, denn die von mir initiierte Konsiliarbetreuung erfolgt nicht regelmäßig, sondern nur bei Bedarf. *Konsiliarbetreuung*

So eingearbeitet ist die Familie dann in der Lage, die Therapie daheim durchzuführen. Sollten doch noch Fragen auftauchen, stehe ich selbstverständlich auch telefonisch zur Verfügung.

Diese Vorgehensweise hat sich bewährt. Der Zeitverlust durch Therapeutenbesuche ist minimal, die Zeit zu Hause kann effektiv genutzt werden. Entsprechend positiv sind dann auch die Fortschritte, die erreicht werden.

Die Durchführung der Psychomotorischen Ganzheitstherapie 4

Das von mir vorgegebene Therapieprogramm orientiert sich in seiner Intensität zum einen an dem Entwicklungsstand des Patienten. Zum anderen muß jedoch genauso in die Überlegung mit einbezogen werden, wieviel Zeit einer Mutter überhaupt zur Verfügung steht. Dies ist in jeder Familie unterschiedlich. Es hängt natürlich auch davon ab, wie viele Geschwister noch da sind. Klafft meine Vorstellung über die erforderliche Therapiezeit und die Möglichkeit der Familie weit auseinander, empfehle ich die Hinzunahme von Therapiehelfern auch außerhalb der Übungen, die mehrere Personen erfordern. Dies müssen keine medizinisch geschulten Personen sein. Z. B. lassen sich auch Zivildienstleistende diesbezüglich sehr gut einsetzen. Diese Familien bringen dann häufig die jeweilige Hilfsperson zu den Vorstellungsterminen oder auch zum Einführungsseminar mit.

Wer kann Co-Therapeut sein?

Gerade die Einbeziehung nicht medizinisch ausgebildeter Personen als Therapiehelfer irritiert so manchen Kollegen oder auch Therapeuten. Darum möchte ich etwas ausführlicher auf diese Problematik eingehen: So wie es möglich ist, Eltern anzuleiten, damit diese die entsprechenden Übungen korrekt mit ihrem Kind durchführen können, so ist es auch möglich, andere Personen hierzu anzuleiten. Denn man will ja nicht erreichen, daß diese Co-Therapeuten in der Lage sind, ein Kind zu beurteilen und selbst ein Programm zu erstellen. Hierzu ist selbstverständlich eine medizinische bzw.

therapeutische Ausbildung erforderlich. Sondern man will erreichen, daß diese Co-Therapeuten – seien es Eltern oder Therapiehelfer – die Fertigkeit erlangen, bestimmte und genau vorgegebene Übungen nach ausführlicher Anleitung durch den Therapeuten mit dem jeweiligen Patienten durchführen zu können. Wenn immer wieder Stimmen von Therapeuten laut werden, die medizinischen Laien das Erlangen solcher Fertigkeiten nicht zutrauen, kann ich mich des Eindrucks nicht erwehren, daß diese Therapeuten sich selbst und ihre Arbeit als Therapeuten reichlich überbewerten. Darum darf ich an dieser Stelle nochmals KIPHARD zitieren (s. S. 52): »Keine Institution auf dieser Welt kann eine Therapie durch die Mutter ersetzen, weder zeitlich noch sozial ..., aber die Mutter braucht fachmännischen Rat, ...« Und sie braucht personelle Unterstützung, möchte ich hinzufügen. Selbstverständlich ist darauf zu achten, daß diese personelle Unterstützung aus Kostengründen nicht ausufern darf, sondern ökonomisch eingesetzt werden soll. Aus diesem Grund lehne ich Ansprüche an die Krankenkasse bezüglich der Kostenübernahme z. B. für »zwei Ganztagstherapiehelfer gleichzeitig (!)« ab. Dieser Fall ist bereits vorgekommen, jedoch weder auf meine Therapieprogramme zurückzuführen noch durch von mir betreute Familien initiiert worden. Hilfe eventuell für zwei bis vier Stunden pro Tag kann jedoch in manchen Fällen unbedingt nötig sein und sollte auch als echte Therapiehilfe und nicht als Betreuung angesehen werden. Von der Kostenseite her ist dieser Weg immer noch deutlich günstiger als der tägliche Besuch in den verschiedensten therapeutischen Praxen.

Die Bedeutung von Therapiehelfern

Von der rein praktischen Seite ist zu unterscheiden, ob Therapiehelfer lediglich bei Übungen eingesetzt werden, für die man mehrere Personen benötigt, z. B. für das Kreuzmuster-Patterning, oder ob es sich um Therapiehelfer handelt, die stundenweise zum Teil allein, zum Teil mit der Mutter zusammen das Therapieprogramm durchführen. Während letztere meistens bezahlte Kräfte (eventuell Zivildienstleistende) sind, helfen bei Übungen als Zweit- oder Dritthelfer immer

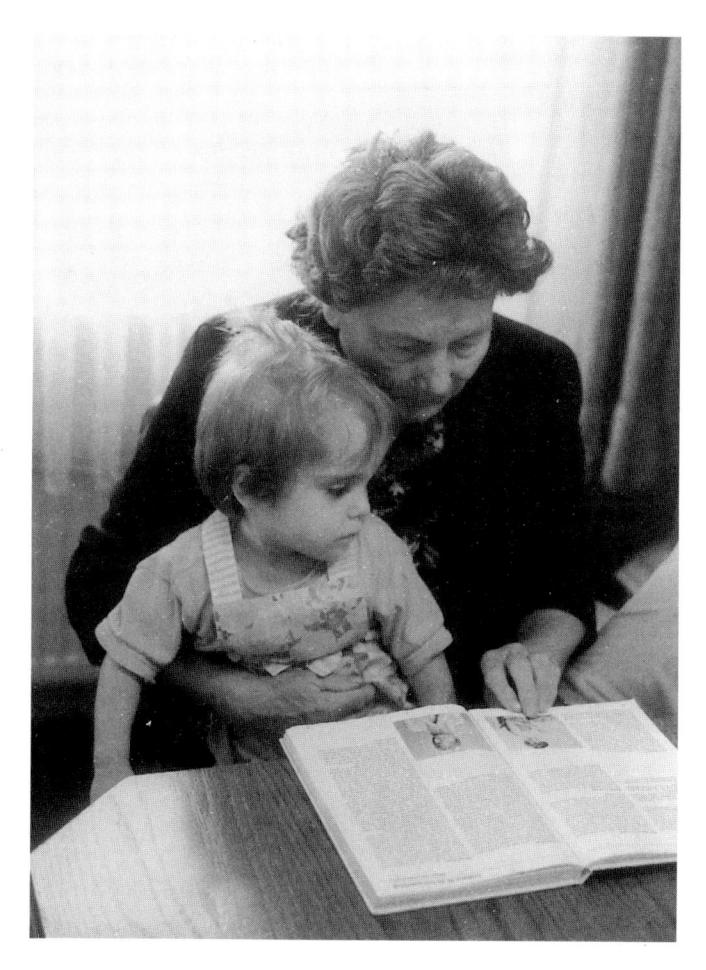

Abb. 31: Auch wenn »Bilderbücher anschauen«, »Geschichten erzählen« sowie Gespräche über kindgemäße Sachkundethemen keine Übungen im eigentlichen medizinischen Sinne darstellen, gehören sie zum festen Bestandteil meiner Therapieprogramme. Gerade dies sind Beschäftigungen, die durch viele Fahrten zu Einzeltherapeuten leicht zu kurz kommen.

Personen aus dem Freundes- und Verwandtenkreis oder auch Nachbarn ehrenamtlich mit *(Abb. 31)*.

Aus diesen Gründen, da ich die Mitarbeit der Eltern bzw. die der Mutter in der Therapie ihres Kindes für unbedingt erforderlich halte, lege ich so großen Wert auf eine genaue und intensive Einarbeitung bei dem jeweiligen Vorstellungstermin. Gerade jedoch bei Familien mit einem umfangreicheren Therapieprogramm hat sich herausgestellt, daß diese am besten zusätzlich noch Informationen in einem Einführungsseminar über die Psychomotorische Ganzheitstherapie erhalten sollten.

Therapiehelfer müssen intensiv eingearbeitet werden

5 Die Bedeutung von Einführungsseminaren

Einführungs-
seminare
vermitteln
theoretischen
Hintergrund

Dieses Seminar wird zum einen von Eltern meiner Patienten besucht, zum anderen von interessierten Kollegen, Therapeuten und Erziehern. Die Themen dieser Ganztagesveranstaltung sind unter anderem: Die Entwicklung eines gesunden Säuglings und Kleinkindes bis hin ins Schulalter, die kurz zusammengefaßte Neuroanatomie des gesunden Gehirns mit anschließendem Film, ebenfalls über dieses Thema, die unterschiedlichen Auswirkungen einer Hirnschädigung, die verschiedenen Formen der Epilepsie sowie besondere Kennzeichen der Psychomotorischen Ganzheitstherapie mit Fallbeispielen, letzteres auch als Videofilm *(Abb. 32)*. Das Interesse der Seminarteilnehmer ist regelmäßig groß. Mit diesen Informationen versorgt gelingt es auch Eltern, die aus nicht medizinischen Berufen kommen, besser die Behinderung ihres Kindes zu verstehen. Außerdem fällt es ihnen leichter, den Sinn und Zweck bestimmter Übungen bzw. den Aufbau eines Therapieprogrammes zu erfassen. Sie können so konsequenter das Therapieprogramm daheim durchführen und, falls erforderlich, auch besser die entsprechenden Therapiehelfer anleiten.

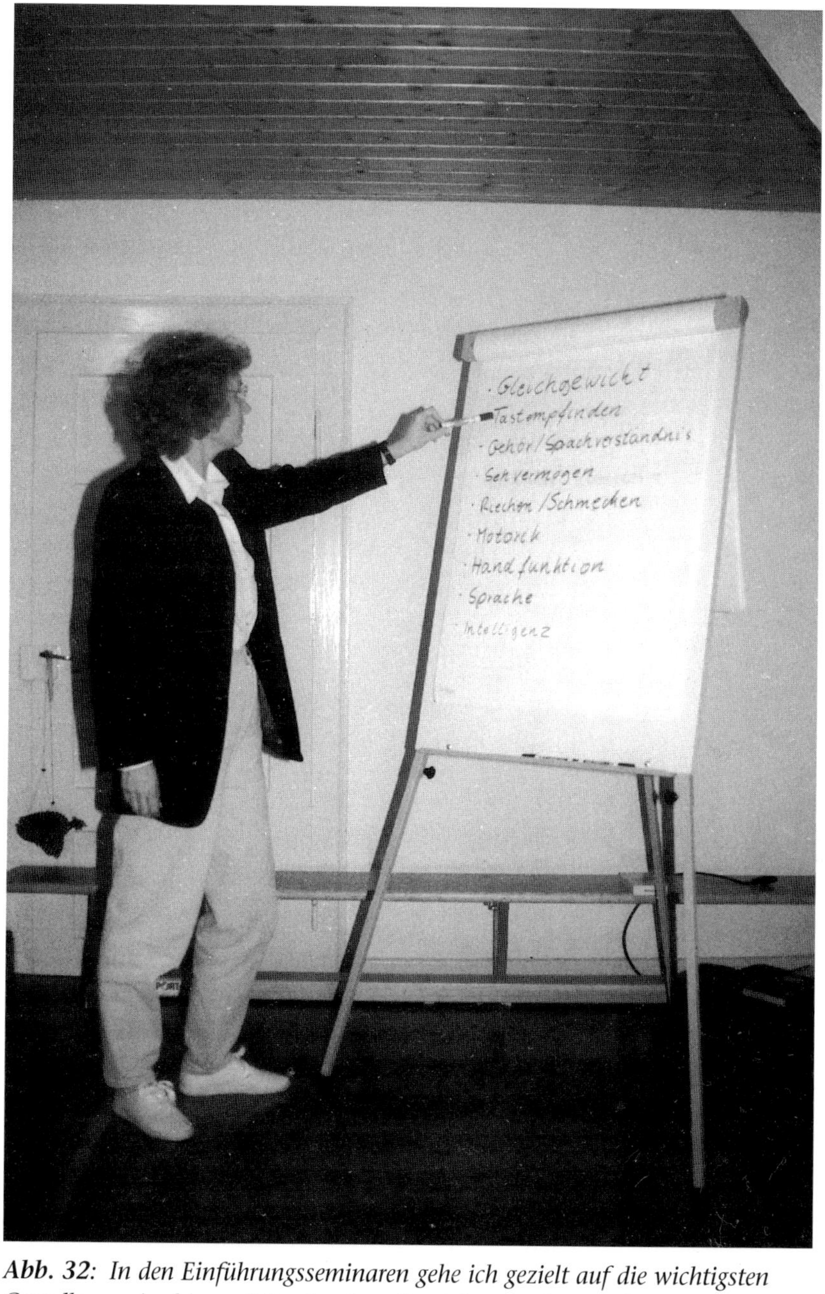

Abb. 32: In den Einführungsseminaren gehe ich gezielt auf die wichtigsten Grundlagen ein, hier auf die einzelnen Bereiche, aus denen Diagnostik und Therapie zusammengesetzt sind.

6 Fallbeispiele aus meiner Praxis

In diesem Kapitel möchte ich Ihnen den Therapieverlauf bei einigen meiner Patienten vorstellen. Die Bandbreite der Beeinträchtigungen bei meinen Patienten reicht von einer MCD (Minimalen Cerebralen Dysfunktion) bzw. minimalen Teilleistungsstörungen bis hin zu einer Schwerstmehrfachbehinderung.

Die allermeisten meiner Patienten kommen erst zu mir, nachdem die verschiedensten Therapien, zum großen Teil auch nebeneinander, angewandt worden sind und die erreichten Fortschritte nicht zufriedenstellten. Es sind auch etliche Patienten dabei, die bereits als »austherapiert« bezeichnet worden sind, das heißt, den Eltern wurde mitgeteilt, weitere Therapie bringe keine bedeutenden weiteren Fortschritte, sei also unsinnig.

Durch einen von mir individuell erstellten ganzheitlichen Therapieplan für zu Hause konnten gerade in diesen Fällen jedoch sehr wohl Fortschritte erreicht werden, je nach Art und Schwere der Grunderkrankung, natürlich Fortschritte unterschiedlichen Ausmaßes.

Ausgangsbasis für meinen Bericht sind jeweils der erste und letzte Befundbericht, eventuell Einzelheiten aus Zwischenberichten sowie Schwerpunkte der jeweils vorgegebenen Übungen.

6.1 Elena

Elena wurde in meiner Praxis vorgestellt, da sie Schwierigkeiten in der Grobmotorik und Körperkoordination zeigte: Beim Laufen und Toben mit ihren Freundinnen wirkte sie von den Bewegungsabläufen her leicht tolpatschig. Ballspiele z. B. fielen ihr von der Handgeschicklichkeit und Hand-Auge-Koordination her schwer. *Grundschulkind mit minimalen Teilleistungsstörungen*

Beim ersten Vorstellungstermin war sie sechseinhalb Jahre alt. Von amtsärztlicher Seite war eine Zurückstellung von der Schulpflicht wegen der motorischen Schwierigkeiten empfohlen worden. Ungefähr ein Jahr hatte Elena zu diesem Zeitpunkt regelmäßig eine Psychomotorik-Gruppe besucht, wobei sich an ihren Schwierigkeiten nichts geändert hatte. Die Untersuchung in meiner Praxis ergab, daß sie frei gehen und rennen konnte, der Hüpferlauf wurde von ihr im homolateralen Muster durchgeführt, robben ebenfalls im homolateralen Muster, krabbeln konnte sie im Kreuzmuster. Einbeinstand war ihr noch nicht möglich, Treppensteigen (auf- und abwärts) war ihr mit großer Konzentration frei möglich. Reine Gleichgewichtsstörungen im Sinne einer Über- bzw. Unterempfindlichkeit zeigten sich nicht, somit bestanden hauptsächlich Störungen in der Körperkoordination. In feinmotorischen Fertigkeiten hatte sie kaum Schwierigkeiten. Bei schneller Pronation/Supination kam es zu einer beidseitigen Dysdiadochokinese. Die langsame Daumen-Opposition war regelrecht, die schnelle beidseits eingeschränkt. Bezüglich des Tastempfindens fand sich eine generalisierte mäßige Hyposensibilität. Die Stereognosie für dreidimensionale Gegenstände war jedoch regelrecht, für zweidimensionale Figuren (z. B. aus dem Blinde Kuh-Spiel) eingeschränkt. Die optische Wahrnehmung, das Gehör mit Sprachverständnis, die aktive Sprache sowie die Intelligenz und das Sozialverhalten waren altersentsprechend unauffällig. Bezüglich der Seitendominanz: Beine links, Hände rechts, Ohren links und Augen links. *Erster Vorstellungstermin*

Das Therapieprogramm setzte sich zusammen aus Kreuz- *Das Therapieprogramm* musterübungen, Gleichgewichts- und Koordinationsübungen, Handfunktionsübungen (hauptsächlich nach PADOVAN) sowie Übungen zur Verbesserung des Tastempfindens.

Wegen Elenas Intelligenz, ihrer überdurchschnittlichen Konzentrationsfähigkeit und auch weil Elena unbedingt selbst eingeschult werden wollte, empfahl ich, auf die Zurückstellung von der Schule zu verzichten, was auch letztendlich durchgeführt wurde.

Therapieerfolge nach zwei Monaten

Bereits beim nächsten Vorstellungstermin zwei Monate später hatte sich beim Robben und Gehen ein Kreuzmuster herausgebildet. Hüpferlauf noch im Paßgang (homolaterales Muster). Die Körperkoordination hatte sich sichtlich verbessert, ebenfalls die Handgeschicklichkeit mit Supination/Pronation und Daumen-Opposition. Auch das Tastempfinden im Sinne einer Zurückbildung der Hyposensibilität sowie einer Fortentwicklung der Stereognosie hatten sich verbessert.

Die Dominanz der Beine und des Gehörs hatte sich wie erhofft auf die rechte Seite verlagert. Eine Seitendominanz der Augen nach rechts hatte sich noch nicht herausgebildet. Die vorgegebenen Übungen wurden anschließend leicht abgeändert weiter fortgeführt.

... nach zwei Jahren

Heute, zwei Jahre nach dem ersten Vorstellungstermin, ist Elena in der dritten Klasse. In der Zwischenzeit kam sie im Abstand von jeweils sechs Monaten in meine Praxis. Sowohl ein Gespräch mit ihrer Klassenlehrerin als auch das Endzeugnis der zweiten Klasse (in Deutsch und in Mathematik stand Elena jeweils zwischen 1 und 1–2) bewies, daß die Entscheidung zur Einschulung mit sechseinhalb Jahren die richtige war.

Inzwischen ist sie in der Lage, einwandfrei im Kreuzmuster zu robben, zu krabbeln und auch im Kreuzmuster zu gehen und zu hüpfen. Von der Körperkoordination her zeigen sich lediglich noch minimale Schwierigkeiten beim Balancieren, ansonsten auch beim Sport unauffällige Bewegungsmuster. Sowohl die Pronation/Supination als auch die schnelle Daumen-Opposition sind fast unauffällig geworden. Nur die Seitendominanz der Augen hat sich (noch) nicht korrekt herausgebildet (das linke Auge ist noch dominant). Insofern konnte das Therapieprogramm zunächst auf 10 Minuten am Tag reduziert werden, ab dem Frühjahr 1997 auf 15 Minuten pro Woche. Die Lateralisationsübungen können in die Hausaufgaben integriert werden, so daß auch hierdurch keine weitere Zeit beansprucht wird.

Die weitere Verbesserung der Körperkoordination kann jetzt außerhalb eines Therapieprogrammes im Rahmen sportlicher Aktivitäten geschult werden. Elena hat im neuen Schuljahr begonnen, Harfe zu spielen. Gerade dieses Instrument schult die Fingergeschicklichkeit stark, so daß die reinen Handfunktionsübungen nur noch wenige Minuten am Tag durchgeführt werden müssen.

Diese erfreuliche Entwicklung bei Elena ist in meinen Augen hauptsächlich auf die Kreuzmuster- und Lateralisationsübungen zurückzuführen. Sie ist inzwischen sensomotorisch von anderen Kindern gleichen Alters so gut wie nicht mehr zu unterscheiden, was mir erfreulicherweise nicht nur von ihrer Mutter, sondern auch von ihrer Klassenlehrerin bestätigt wurde.

6.2 Raphael

Raphael entwickelte sich bis zu einem Alter von fast drei Jahren vollkommen unauffällig. Dann erlitt er einen Ertrinkungsunfall, wurde gerettet und wiederbelebt. Eine Woche lang war eine maschinelle Beatmung erforderlich. Das Wachkoma dauerte sieben Wochen. Drei Monate nach dem Unfall verlegte man ihn für ungefähr sieben Monate in eine Reha-Klinik. Dem Abschlußbericht der Krankengymnastin aus dieser Reha-Klinik konnte ich entnehmen, daß er dort vier bis fünf mal pro Woche krankengymnastisch behandelt wurde. Vier Wochen nach Beendigung dieser Reha-Maßnahme wurde er von den Eltern in meiner Praxis vorgestellt:

Zwar war Raphael äußerst motiviert, in Bauchlage auf dem Boden vorwärts zu kommen, aber das Robben gelang ihm

6 Jahre alter Junge mit spastischer Tetraplegie und motorischer Spracherwerbsstörung

noch so gut wie gar nicht. Nur auf der schrägen Ebene hatte er damit Erfolg: Hier sah man, daß er hauptsächlich beide Arme einsetzte, die Beine jedoch im Hüftgelenk überstreckte und die Knie anwinkelte, aber sichtlich stolz war auf seine Bemühungen, vorwärts zu kommen. Zu diesem Zeitpunkt begann er seitlich durch das Zimmer zu rollen. Die Kopfkontrolle hatte sich in den letzten Wochen in der Reha-Klinik verbessert, war jedoch noch deutlich eingeschränkt. Somit war das reine Gleichgewichtssystem nur schwer auszutesten. Fest stand aber, daß Schaukel- und Schwingübungen jeglicher Art ihm großen Spaß bereiteten. Raphaels Handfertigkeit war beidseits deutlich reduziert im Sinne von spastisch-athetotischen Bewegungen. Vor seinem Unfall hatte sich bereits herauskristallisiert, daß Raphael Linkshänder ist. Jetzt war die Funktion der linken Hand weitaus weniger geschädigt als die der rechten. So konnte er mit der rechten Hand nur dann Gegenstände ergreifen, wenn man ihn durch Berühren derselben daran »erinnerte, daß es diese Hand gibt«. Am ganzen Körper zeigte Raphael sich deutlich hyposensibel. Kurz vor diesem Termin war eine augenärztliche Kontrolluntersuchung mit dem Ergebnis einer Normalsichtigkeit erfolgt. Die Augenbeweglichkeit, die Pupillenreflexe, die Konvergenzreaktion waren regelrecht. Ebenfalls war das optische Verständnis soweit entwickelt, daß Raphael Bilder richtig erkannte und nach Aufforderung auf ein benanntes Bild zeigen konnte. Sein Gehör zeigte ein intaktes Richtungshören für laute und leise Geräusche. Einfache Sätze und Aufforderungen wurden von ihm verstanden. Raphael gab zum damaligen Zeitpunkt zwar Kehllaute von sich, er konnte auch lachen und kichern und war in der Lage, feste Nahrung zu kauen, jedoch Einzelsilben oder Doppelsilben waren nicht vorhanden. Auch zeigte er kein Bedürfnis, sprechen zu wollen. Seine wirkliche Intelligenz auszutesten war aufgrund der Wahrnehmungsschwierigkeiten und der fehlenden sprachlichen Äußerung nicht möglich. Es war zu diesem Zeitpunkt geplant, daß Raphael mit der Unterstützung eines Zivildienstleistenden in den Kindergarten gehen würde. Diese

Erster Vorstellungstermin

Vorgehensweise war für Raphael und seine Familie ein Glücksfall, da der Kindergarten so ein Teil der Übungen übernehmen konnte, so daß nicht das ganze Therapieprogramm daheim durchgeführt werden mußte. Das Personal im Kindergarten zeigte sich so engagiert und interessiert an Raphaels Förderung, daß sogar mehrmals eine Erzieherin bei einem Vorstellungstermin mit in meine Praxis kam – und das bei einer Entfernung von 450 Kilometern.

Das intensive Übungsprogramm setzte sich zusammen aus Übungen zur Fortbewegung unter Einbeziehung der schrägen Übungstherapierampe, Kreuzmusterübungen, Übungen zur Stabilisierung des Oberkörper-Schulter-Nackenbereiches, Gleichgewichtsübungen, Ganzkörpermassage zur Verbesserung des Tastempfindens sowie Greifübungen. Die Übungen zur Verbesserung der akustischen Wahrnehmung (Sprachverständnis) sowie ein Mundprogramm ergänzten das Programm. Auf reine intelligenzfördernde Übungen wurde verzichtet, da hierzu zunächst die Wahrnehmungsübungen dienten.

Das Therapieprogramm

Anfangs konnte das Therapieprogramm nicht so konsequent wie geplant durchgeführt werden, da Raphael noch eine kleine Schwester bekam. Diese vorübergehende Einschränkung in der Therapieintensität wurde in meinen Augen jedoch wettgemacht durch die vielen Impulse, die inzwischen von Raphaels beiden Geschwistern ausgehen. Während noch zu Beginn der Therapie niemand gewagt hätte Prognosen zu äußern, geht die Aussage eines von mir Anfang 1996 hinzugezogenen Kinderneurologen dahin, daß »Laufen prinzipiell möglich sei«.

Therapieerfolge ...

Zwei Jahre nach Beginn mit der Psychomotorischen Ganzheitstherapie konnte Raphael auf dem Boden zügig robben, allerdings noch nicht im Kreuzmuster und auch noch mit angewinkeltem Knien. Selbständiges Krabbeln noch nicht möglich. Bei leichter Unterstützung alternierende Armbewegung und alternierende Beinbewegung, zum Teil im Kreuzmuster. Er konnte sich an einer Reckstange zum Stand hochziehen. Die anfängliche Neigung zur Spitzfußstellung hat sich deut-

... nach zwei Jahren

lich gebessert, denn die Fersen können nun beim Stehen nach Aufforderung den Boden berühren. Beim unterstützten Stehen zeigte sich eine gute Kopfkontrolle, beim unterstützten Laufen noch nicht, so daß trotz dieser deutlichen Verbesserung zum damaligen Zeitpunkt noch unbedingt auf Laufübungen verzichtet werden mußte. Mit der linken Hand konnte Raphael gezielt den Zeigefinger zum Zeigen einsetzen, mit der rechten Hand noch nicht. Links bereits Pinzettengriff möglich. Er konnte seinen Rollstuhl eigenhändig fortbewegen. Die Hyposensibilität hatte sich bereits ein Jahr zuvor schon teilweise zurückgebildet. Jetzt lediglich noch minimal verzögerte Schmerzreaktion. Sein Verhalten im Bereich der optischen Wahrnehmung war jetzt unauffällig. Das Sprachverständnis hatte sich so weit fortentwickelt, daß Raphael Alltagssprache sicher verstand, allmählich auch abstrakte Begriffe wie z. B. »spät«. Auch war er inzwischen in der Lage, Gespräche zu verfolgen und korrekt zu verstehen, die nicht direkt an ihn gerichtet waren. Raphael verständigte sich zu diesem Zeitpunkt zwar nach wie vor über Gesten und Mimik, hatte jetzt jedoch ein Bedürfnis nach sprachlicher Äußerung entwickelt. Er begann mit Einzelwörtern. Er zeigte gezielt auf Abbildungen, deren Zusammenhang er erklärt haben wollte. Insgesamt war sein Interesse an seiner Umwelt, an Büchern und Filmen deutlich gestiegen. Der Kinderneurologe beurteilte ihn von seiner psychischen Situation her als »lieb, kontaktbereit, fröhlich und nicht gestört«.

Anpassung des Therapieprogrammes an die Fortschritte

Das Übungsprogramm legte in dieser Zeit seine Schwerpunkte auf die Fortbewegung auf dem Boden (Kreuzmusterübungen, Robben und Krabbeln auf dem Krabbelwagen) auf die Stabilität und Kräftigung im Oberkörperbereich sowie auf Gleichgewichtsübungen. Die Handgeschicklichkeitsübungen wurden ebenfalls an die Fortschritte angepaßt, wobei jetzt zusätzlich Handfunktionsspiele hinzugenommen werden konnten (z. B. Activity-Center, Werkbank, Kullerbahn u. ä.). Ganzkörpermassage, Tastspiele, Förderung nach Affolter dienten zur weiteren Verbesserung der taktilen Wahrnehmung. Bilderbücher, Bildgeschichten, Lexika, Gedichte, Lieder und Reime wurden zur Verbesserung des Sprachverständnisses eingesetzt. Das Mundprogramm mit Übungen von MORALES und SCHMID-GIOVANNINI wurde nach wie vor zur Lautanbahnung und zur Verbesserung der Mundfunktion mit einbezogen.

Zur Förderung der Intelligenz dienten altersentsprechende Spiele, die oben erwähnten Bilderbücher sowie Sachkundebücher. Diese Sachkundebücher für Kinder wurden gezielt mit hinzugenommen, da man bei Raphael sehr leicht Gefahr läuft, aufgrund seiner fehlenden sprachlichen Ausdrucksweise davon auszugehen, daß er sich für solche Dinge nicht interessiere, wobei genau das Gegenteil der Fall ist.

Raphael kommt dreimal pro Jahr in meine Praxis. Das Therapieprogramm wird weiterhin von der Mutter zusammen mit einem Zivildienstleistenden, der Raphael in den Regelkindergarten begleitet, durchgeführt. Gerade bei einem Kind wie Raphael zeigt sich, wie wichtig es ist, alle betroffenen Bereiche ganzheitlich zu fördern. Ansonsten wäre eine Unzahl von unterschiedlichen Therapeutenbesuchen erforderlich. Neben dem Kindergarten, den man Raphael meiner Ansicht nach unbedingt gönnen muß, bliebe dann so gut wie keine Zeit außerhalb von Therapeutenbesuchen mehr übrig, die Therapie daheim auch wirklich konsequent mit ihm durchzuführen. Bei der jetzigen Art der Therapie ist dagegen das dreimalige Aufsuchen meiner Praxis pro Jahr sehr wohl der Familie zuzumuten, da neben der konsequenten Therapie im starken Maß auf die Bedürfnisse von Raphael eingegangen werden kann. Die Familie kann selbst bestimmen, an welchen Tagen die Übungen intensiv durchgeführt werden und an welchen Tagen Freiräume für andere Aktivitäten geschaffen werden können. Zusätzlich ermutigen und motivieren Raphaels Fortschritte, diesen Weg weiter zu verfolgen.

Nachtrag: Weitere vier Monate später hatten sich bei Raphael folgende Entwicklungsschritte vollzogen, die unseren Optimismus als gerechtfertigt bestätigten: Einen Teil der Fingerübungen nach PADOVAN kann er inzwischen alleine durchführen. Er ist in der Lage, mit leichter Unterstützung im

Nachtrag weitere vier Monate später

Kreuzmuster zu krabbeln, so daß man jetzt auf den Einsatz des Krabbelwagens weitgehend verzichten kann. Und das Allerschönste war, daß Raphael voller Stolz im Gehlernwagen durch das Zimmer lief, wobei er sein Körpergewicht vollkommen selbst übernahm und nur noch durch das Gerät eine Stabilisierung seines Oberkörpers erfuhr. Die Begeisterung und der Stolz auf Raphaels Gesicht sprachen für sich.

6.3 Hans-Joachim

12jähriger Schüler mit psychomotorischer Entwicklungsstörung

Hans-Joachim kam in meine Praxis im Alter von neun Jahren. Zu diesem Zeitpunkt ging er seit einem Jahr in eine Schule für geistig Behinderte. Bei Hans-Joachim mußten aufgrund eines beidseitigen Megaureters bei Hydronephrose im Kindergarten- und Vorschulalter sieben Operationen durchgeführt werden. Während nach Aussagen der Eltern die Entwicklung Hans-Joachims in der Säuglings- und Kleinkindzeit unauffällig verlaufen war, beobachteten sie nach der letzten Operation, nach der es zu hohem Fieber mit Nackensteifigkeit gekommen war, eine deutliche Verschlechterung seiner intellektuellen Fähigkeiten.

Die Eltern begannen, nach dieser Operation Hans-Joachim entsprechend der ihnen gegebenen Empfehlungen zu fördern: Er besuchte für drei Jahre die Frühförderstelle. Dort arbeitete zwar eine Logopädin. Doch diese fühlte sich mit Hans-Joachim überfordert, so daß in dieser Zeit nur Ergotherapie durchgeführt wurde. Von dieser Frühförderstelle wurde die Empfehlung ausgesprochen, Hans-Joachim in ein Blindeninstitut zu geben, da dies eine Sondereinrichtung sei, auch wenn Hans-Joachim keine Schwierigkeiten beim Sehen habe. Nachdem sich zeigte, daß Hans-Joachim in dieser Schule fehl am Platze war, wechselte er wiederum auf Empfehlung hin in die Sprachheilschule über. Nach einem weiteren Jahr wurde den Eltern nun geraten, Hans-Joachim in die Schule für geistig Behinderte zu geben. In dieser Zeit wurde als einzige Förderung neben dem Schulbesuch Ergotherapie durchgeführt, zeitweise auf Anraten des Hausarztes noch Heileurythmie. In der Schule für geistig Behinderte gehörte Hans-Joachim, als ich ihn kennenlernte, auch z. B. von der Feinmotorik her, zu den Schwächsten in der Klasse. Zusätzlich sah der Klassenlehrer die Gefahr, daß Hans-Joachim wegen seiner Aggressionen den Mitschülern gegenüber eventuell unter Psychopharmaka gestellt werden müsse.

Hans-Joachim konnte beim ersten Vorstellungstermin in meiner Praxis zwar frei laufen, hatte jedoch noch deutliche Koordinations- und Gleichgewichtsschwierigkeiten: Beim Hinhocken, Knien, Hüpfen und beim Gedrehtwerden um die eigene Achse zeigte er Überempfindlichkeitsreaktionen von seiten des Gleichgewichtes. Im »Sensomotorischen Entwicklungsgitter« nach KIPHARD zeigte er Fertigkeiten fast durchgehend bis dreieinhalb Jahren, oberhalb nur vereinzelte Geschicklichkeiten. Er konnte zwar robben, aber ohne Koordination, meistens beide Arme gleichzeitig, dann Versuch mit beiden Beinen gleichzeitig. Krabbeln gelang ihm im Kreuzmuster, Gehen nur unter großen Schwierigkeiten im Kreuzmuster. Hüpferlauf war nicht möglich. Ansonsten sah man bei Hans-Joachim noch deutliche Schwierigkeiten in der Feinmotorik und leichte Schwierigkeiten in der Grobmotorik der Hände. Das Sehvermögen war zwar regelrecht, aber trotzdem hatte er Schwierigkeiten, wenn er sich bewegende Gegenstände mit den Augen verfolgen sollte. Das Gehör an sich war ebenfalls unauffällig, aber er empfand viele Geräusche auf einmal zugleich als unangenehm. Sein Sprachverständnis lag auf dem Niveau von fünf Jahren, oberhalb nur Einzelfertigkeiten. Seine aktive Sprache lag auf dem Niveau zwischen fünf und sechs Jahren, jedoch benutzte er in der Spontansprache hauptsächlich kurze Wörter und überwiegend nur Drei- bis Vier-Wort-Sätze, insgesamt mit sehr undeutlicher und verwaschener Aussprache. Starke Neigung zu lang anhaltenden Echolalien. In einem psychologischen Gutachten wurde er als hyperverbal bezeichnet. Einfache Zusammenhänge verstand Hans-Joachim, ebenfalls einfache Sortierungen, z. B. nach der Farbe, jedoch noch nicht nach Formen, aber nach Oberbegriffen. Seine Gedächtnisleistung war eben-

Erster Vorstellungstermin

falls sehr unterschiedlich, je nachdem, wie Hans-Joachim sich für eine Sache interessierte.

Das Therapieprogramm Die Therapieschwerpunkte setzte ich auf Kreuzmusterübungen, Gleichgewichts- und Koordinationsübungen. Hans-Joachim ließ sich zwar bezüglich seines Tastempfindens nicht austesten. Doch konnte ich aufgrund der Gesamtsituation und der Beschreibung der Mutter davon ausgehen, daß er Schwierigkeiten in der taktil-kinästhetischen Wahrnehmung hatte. Aus diesem Grund empfahl ich noch eine Ganzkörpermassage mit unterschiedlichsten Materialien. Auf feinmotorische Übungen verzichtete ich, da ich zunächst die Grobmotorik verbessern wollte. Die eingeschränkte Augenbeweglichkeit und Fixation wurde mit den entsprechenden Übungen therapiert. Auch zielte das Programm auf eine Verbesserung der auditiven Wahrnehmung, des Sprachverständnisses und der Konzentration in bezug auf akustische Eindrücke hin ab. Auf gezielte Sprachübungen verzichtete ich noch. Lediglich empfahl ich, viel mit Hans-Joachim zu sprechen, ihm vieles zu erzählen und ihn ebenfalls oft Erlebnisse berichten zu lassen. Intelligenz- und konzentrationsfördernde Spiele, Beschäftigungen mit Sachkundethemen sowie die Hinzunahme von Lesekarten für daheim (also nicht nur in der Schule) rundeten das Programm ab.

Zusätzlich empfahl ich, Hans-Joachim nur noch vormittags in die Schule gehen zu lassen. Denn ich ging davon aus, daß Hans-Joachim aufgrund seiner Wahrnehmungsschwierigkeiten und seiner Situation in der Klasse als schwächster Schüler, die er vermutlich rein gefühlsmäßig voll erfaßte, zu den beschriebenen Aggressionen neigte. Insofern kam es mir darauf an, zum einen die für ihn anstrengende Zeit in der Schule zu verkürzen und zum anderen Zeit zu schaffen für die Durchführung des Therapieprogrammes. Anfangs zeigte sich die Schule und besonders Hans-Joachims Klassenlehrer äußerst skeptisch gegenüber dem Therapieprogramm und natürlich erst recht gegenüber der Befreiung vom Nachmittagsunterricht. Inzwischen ist er überzeugt davon, daß dies der richtige Weg für Hans-Joachim ist und hat auch bereits einige Übungen in den Unterricht und in die Einzelförderung für Hans-Joachim integriert.

Nach einem Jahr konnte Hans-Joachim im homolateralen Muster robben (nach einem weiteren halben Jahr im Kreuzmuster). Er war in der Lage, im Kreuzmuster zu gehen, zu laufen und auch den Hüpferlauf im Kreuzmuster durchzuführen. Während Hans-Joachim zu Beginn sich nicht bücken konnte, ohne daß ihm schwindelig wurde, konnte er nun einen Purzelbaum vorwärts und rückwärts schlagen. Die Koordination hatte sich ebenfalls insgesamt verbessert. Von seiten der Handgeschicklichkeit zeigte sich nun, daß er inzwischen Strecken und Kreise malen konnte (ein Jahr vorher nur Tupfen und Punkte). Das Tastempfinden hatte sich ebenfalls verbessert: Keinerlei Hyposensibilität mehr, aber noch Schwierigkeiten mit der Stereognosie und in der Eigenwahrnehmung. Die Augenbeweglichkeit war jetzt unauffällig, gleiches gilt für die Konvergenz.

Therapieerfolge nach einem Jahr

Bezüglich des Sprachverständnis war eine deutliche Verbesserung eingetreten, auch gerade im abstrakten Bereich. Bereits zwei Monate nach dem ersten Vorstellungstermin hatte sich seine sprachliche Ausdrucksfähigkeit erstaunlich gebessert. Dies ist besonders erwähnenswert, da bis zu diesem Zeitpunkt keinerlei logopädische Übungen durchgeführt worden waren, der Erfolg also wesentlich auf das Gesamtprogramm zurückzuführen gewesen ist. Nun nach einem Jahr zeigte sich eine deutliche Abnahme der Echolalie und der Beginn mit längeren Sätzen mit korrektem Satzbau, Nebensätzen, Vergangenheitsform usw. Die Aussprache hatte sich in der Übungssituation deutlich verbessert, in der Spontansprache war sie noch leicht verwaschen. Jetzt konnte Hans-Joachim etliche Worte lesen, auch kompliziertere Zuordnungen durchführen (z. B. aus dem Spiel »Was passt zusammen?«), Formen erkennen (aus dem Spiel »Colorama«). Auch interessierte er sich sehr für sachkundliche Zusammenhänge und konnte sich inzwischen sinnvoll alleine beschäftigen. Seine Aggressionen in der Schule hatten deutlich abgenommen, er war gelassener und wesentlich umgänglicher geworden.

... nach drei-einhalb Jahren Inzwischen sind dreieinhalb Jahre nach Beginn mit der Psychomotorischen Ganzheitstherapie vergangen, und weitere Fortschritte haben sich eingestellt, die sogar dazu führten, daß Hans-Joachim die Klasse wechseln konnte, da er in der alten Klasse unterfordert war. In der jetzigen Klasse kommt er sehr gut zurecht. Seine Entwicklung und seine Fortschritte werden von seinem Klassenlehrer immer wieder sehr gelobt. Die Kreuzmusterbewegungen haben sich weiter gefestigt. Von der Koordination und von seinem Gleichgewicht her ist Hans-Joachim schon seit längerem in der Lage, mit seinem Hund auch an einem schrägen Hang herum zu tollen und auch Purzelbäume zu schlagen. Gerade von Schwingübungen an Ringen ist er in der Sportstunde sogar regelrecht begeistert. Insgesamt wirkt Hans-Joachim zufriedener und selbstbewußter. Besonders auffallend ist, daß er inzwischen nicht nur seine Neigung zur Echolalie vollkommen abgelegt hat, sondern auch in klaren, längeren und gut strukturierten Sätzen Erlebnisse berichten oder Geschichten erzählen kann. Von der Aussprache her zeigt sich noch ein lispelndes »z«, »s« und »sch«, ansonsten bei anderen Buchstaben keine Schwierigkeiten *(Abb. 33).*

Der von mir von Anfang an geäußerte Verdacht in bezug auf die Seitendominanz bei der Handgeschicklichkeit hat sich jetzt bestätigt: Hans-Joachim hat so gut wie sämtliche Bewegungen mit der rechten Hand sehr viel geschickter durchgeführt, jedoch mit der linken Hand gemalt. Die Pronation/Supination war schon immer rechts flüssiger als links. Inzwischen hat er sich soweit umgestellt, daß er auch zum Malen sehr viel häufiger die rechte Hand benutzt als die linke. Dies führe ich darauf zurück, daß Hans-Joachim ursprünglich von der Veranlagung her ein Rechtshänder war, durch die Hirnschädigung jedoch zum »Linkshänder« wurde, da die Funktion der rechten Hand stärker in Mitleidenschaft gezogen worden war als die der linken. Bei Hans-Joachim hat sich somit gezeigt, daß das Beobachten und Abwarten, in bezug auf die Seitendominanz, während gleichzeitig Kreuzmusterübungen durchgeführt werden, der sinnvollste Weg

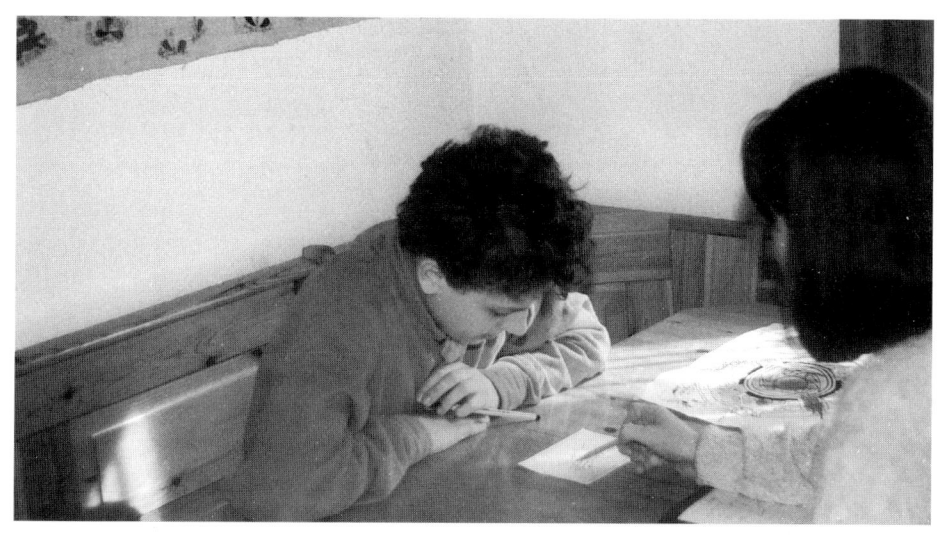

Abb. 33: Die Spontansprache hat sich durch das Gesamtprogramm so verbessert, daß es jetzt sinnvoll erscheint, über eine Logopädin austesten zu lassen, welche gezielten logopädischen Mundfunktionsübungen zusätzlich hinzugenommen werden sollten.

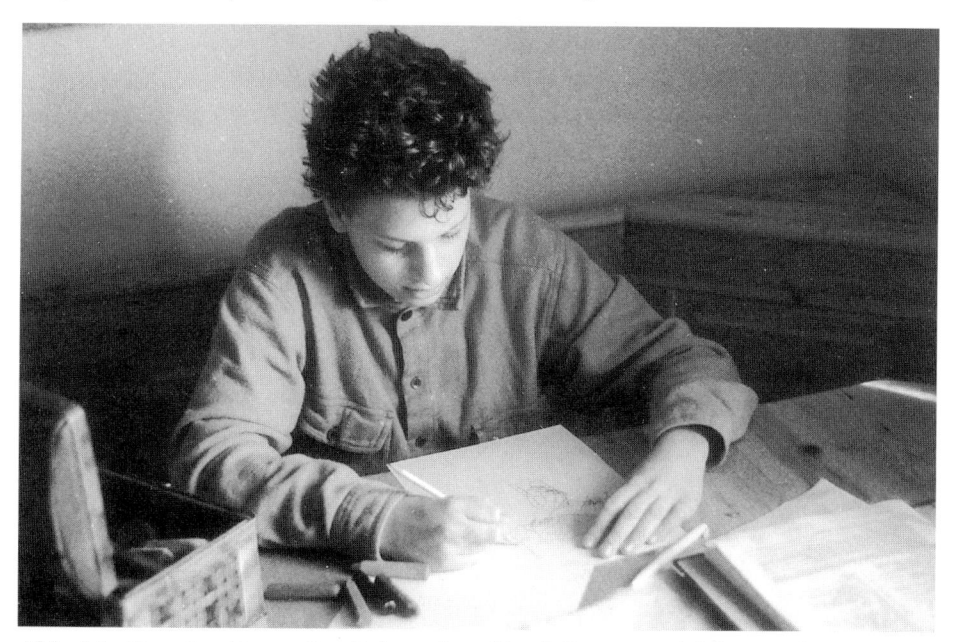

Abb. 34: Hans-Joachim malt mit der rechten Hand. Da er von sich heraus den Wechsel auf die rechte Seite gewählt hat, ist dies zu fördern, auch wenn die Stifthaltung noch nicht ganz korrekt ist.

ist. Jetzt nachdem diese Richtung von ihm eindeutig eingeschlagen worden ist, wird man ihn natürlich dazu anregen, zunehmend mehr die rechte Hand zu benutzen *(Abb. 34)*.

Es kann zusammenfassend gesagt werden, daß Hans-Joachim durch die Psychomotorische Ganzheitstherapie nicht nur deutliche Fortschritte in einzelnen motorischen, sensorischen und intellektuellen Bereichen gemacht hat, sondern zu einer eigenständigen Persönlichkeit geworden ist, denn er weiß, was er will, und kann sich inzwischen auch in einem gut strukturierten Rahmen relativ selbständig bewegen. Hans-Joachim hat Freunde in seiner Klasse gefunden, aber auch sehr guten Kontakt zu anderen Jungen seines Alters, z. B. geht er regelmäßig in eine kirchliche Jugendgruppe, mit der er sogar für drei Tage in ein Zeltlager fahren wird. Man kann davon ausgehen, daß er weitere Fortschritte machen wird, auch wenn man jetzt noch nicht eine endgültige Prognose abgeben kann, welches Ziel Hans-Joachim letztendlich einmal erreichen wird.

6.4 Sylvia

12 Jahre alte Schülerin mit psychomotorischer Entwicklungsstörung unklarer Genese

Bei Sylvia besteht eine psychomotorische Entwicklungsstörung mit geistiger Behinderung, wobei die Ursache dieser Störung nicht bekannt ist. Bereits in der Säuglingszeit fiel eine Muskelhypotonie auf, woraufhin ab einem Alter von drei Monaten Krankengymnastik durchgeführt wurde. Im Kreuzmuster gerobbt ist Sylvia nie, gekrabbelt mit eindreiviertel Jahren und frei gelaufen mit zweieinviertel Jahren. Das erste Lautieren erfolgte ebenfalls verspätet, Zwei-Wort-Sätze sprach Sylvia erst einige Zeit nach dem zweiten Geburtstag. Als ich sie kennenlernte, war sie elf Jahre alt und in der dritten Klasse einer Schule für geistig Behinderte. Jahre vorher war Sylvia von ihrer Mutter in einem Kinderneurologischen Zentrum vorgestellt worden. Sie hatte nach gründlicher Untersuchung die Aussage erhalten, daß Sylvia austherapiert sei, also weitere Beratung in bezug auf eine spezielle Förderung für Sylvia keinen Zweck habe.

Beim ersten Vorstellungstermin konnte Sylvia nicht im Kreuzmuster robben: Sie setzte beide Arme gleichzeitig ein, die Beine überhaupt nicht. Krabbeln im Kreuzmuster waren ihr möglich, freies Gehen und Rennen ebenfalls, doch deutlich unkoordiniert. Kreuzmuster-Gehen und Hüpferlauf nicht möglich. Die Dominanz lag auf dem linken Bein. Einbeinstand und Einbeinhüpfen gelang Sylvia noch nicht, Gehen treppab nur mit Halt am Geländer. Von der Handfunktion her fiel auf, daß Sylvia zwar eine Art Pinzettengriff beim Spielen einsetzte, jedoch die Hände nicht im Sinne einer Pronation/Supination drehen konnte, also deutliche Dysdiadochokinese. Beim Malen und Schreiben hielt sie den Stift noch in der Faust. Fertigkeiten wie z. B. einen Ball zu werfen und zum Teil zu fangen, sich anzuziehen, einen Reißverschluß zu öffnen, waren ihr zu diesem Zeitpunkt bereits möglich. Die rechte Hand war dominant. Deutliche Hinweise zeigten sich auf eine Hyposensibilität und auf eine eingeschränkte Stereognosie. Die Sehschärfe war regelrecht. Fehlende Konvergenz, Einschränkung der Augenbeweglickeit, vor allem in der Vertikalen. Häufig fixierte Sylvia Gegenstände überhaupt nicht, auch wenn sie damit spielte. Das Gehör war unauffällig. Von seiten des Sprachverständnisses erfaßte sie gegenständliche sprachliche Aussagen gut, abstrakte Dinge schlecht. Sylvias Aussprache war fast korrekt. Sie verzichtete meistens auf ganze Sätze, verwendete zwischendurch aber auch schon Fünf-Wort-Sätze. Insgesamt sprach Sylvia viel, schnell und oft mit einer starken Echolalie. Sie verstand einige Spielregeln. Formen und Farben waren ihr vertraut, auch Zuordnungen. Abstrakte Zusammenhänge erfaßte sie nur schwer. Sie erschien auch fremden Personen gegenüber äußerst offen und zutraulich. Eine Frustrationstoleranz zeigte Sylvia noch überhaupt nicht, denn bei Ablehnung ihrer Wünsche wurde sie extrem lautstark und heftig.

Erster Vorstellungstermin

Das Therapieprogramm beinhaltete Kreuzmusterübungen, Robben, Krabbeln, später auch Kreuzmuster-Gehen. Gleich-

Das Therapieprogramm

gewichtsübungen und zu einem späteren Zeitpunkt Koordinationsübungen (z. B. Stehen und Gehen über eine Luftmatratze, Einbeinstand mit Unterstützung, Zehenspitzenstand sowie unterschiedliche Bewegungsspiele) kamen hinzu. Greifübungen und Fingerübungen nach PADOVAN wurden zur Verbesserung der Handfunktion eingesetzt. Anfangs wurde nur eine Ganzkörpermassage mit den unterschiedlichsten Materialien durchgeführt, die im Laufe der Zeit durch unterschiedliche Senso-Spiele ergänzt wurde. Die Augenbeweglichkeit, besonders die Fähigkeit zu fixieren, wurde mit einfachen Übungen, wie z. B. sich bewegendem Licht oder Gegenstand mit den Augen zu verfolgen, Kullerbahn oder Autos mit Fernbedienung nachzuschauen u. ä. verbessert. Das Sprachverständnis sowie die aktive Sprache übte Sylvia durch Benennung von Bildkarten (Vergrößerung des passiven und aktiven Wortschatzes), Beschäftigung mit Bildgeschichten und Bilderbüchern sowie Gedichten, Reimen und Liedern. Spezielle intelligenzfördernde Übungen wurden nicht vorgegeben, da Sylvia in ihrer Schule diesbezüglich sehr gut gefördert wurde. Das Therapieprogramm wurde von Sylvias Mutter spielerisch über den Tag verteilt in den Alltag integriert, so daß Sylvia der tatsächliche Übungscharakter nicht bewußt wurde und sie auf diese Übungen sehr gut reagierte und gerne mitmachte.

Therapieerfolge nach einem Jahr Nach ungefähr vier Monaten konnte sie passagenweise im Kreuzmuster robben, betontes Gehen allerdings noch im homolateralen Muster, nach einem Jahr dann Kreuzmuster-Gehen möglich. Auch ist Sylvia in dieser Zeit von ihrer Körperkoordination her sehr viel sicherer geworden, denn jetzt zwei Jahre nach Beginn mit der Psychomotorischen Ganzheitstherapie kann sie z. B. mühelos bei längeren Spaziergängen mit den Eltern mithalten, auch über unebenem Untergrund. Die Pronation/Supination ist ihr inzwischen möglich, allerdings noch verlangsamt. Ebenfalls hat sich die Daumen-Zeigefinger-Opposition deutlich verbessert: Sylvia kann jetzt sehr geschickt eine sogenannte Fädelraupe aufwickeln, an Linien entlangschneiden, kreisförmige Schablonen herstellen (s. *Abb. 35, 36*) und ausschneiden und z. B. beim Essen Spaghetti mit dem Löffel drehen oder eine Gurke gezielt mit der Gabel aufpieksen.

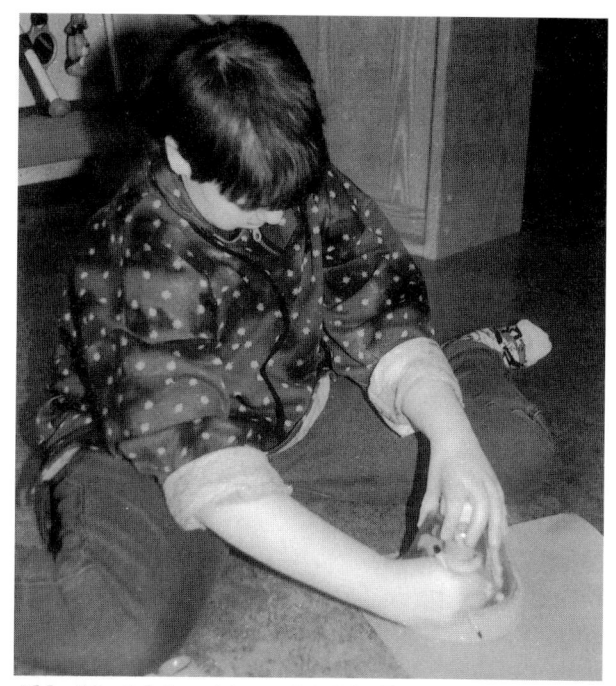

Abb. 35: *Sylvia zeichnet eine Schablone.*

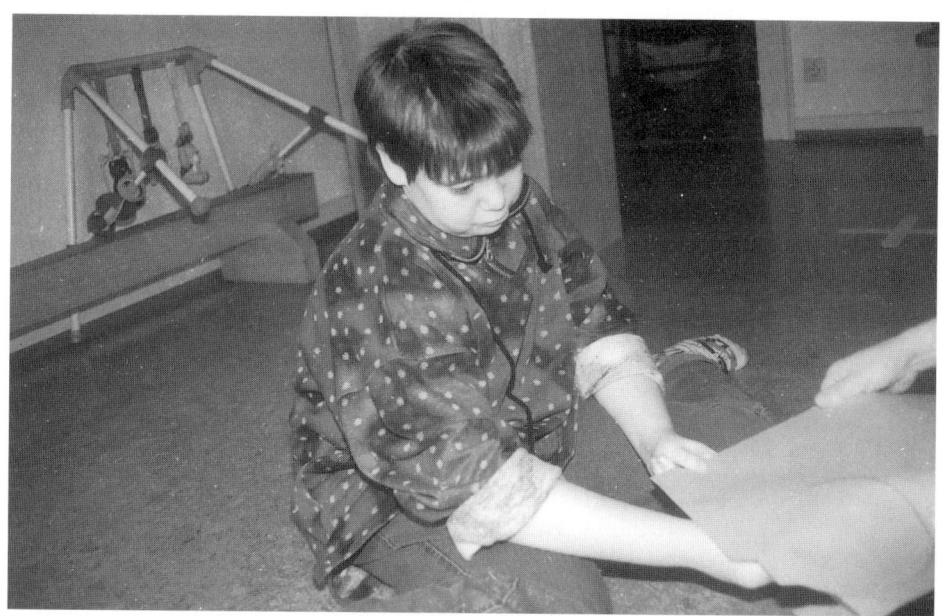

Abb. 36: *Sie schneidet die Schablone aus.*

Die Hyposensibilität und die Stereognosie haben sich soweit gebessert, daß Sylvia nun ihr vertraute Gegenstände sofort durch Betasten erkennen kann. Die Verbesserung der Eigenwahrnehmung hat dazu geführt, daß Sylvia inzwischen sehr viel sicherer in der Lage ist, bestimmte Körperstellungen oder auch Fingerbewegungen nachzuahmen, was ihr wiederum beim Schulsport sehr zugute kommt.

Sylvia kann jetzt über längere Zeit konzentriert Erzählungen zuhören oder auch z. B. einen Fernsehfilm verfolgen und den Inhalt erfassen. Ebenfalls hat sich das Sprachverständnis verbessert. Von ihrer aktiven Sprache her ist auffallend, daß sich ihr starker Redezwang gebessert hat, jetzt aber Sylvias gesprochene Worte deutlich mehr an tatsächlichen Aussagen enthalten als früher. Die Sätze sind länger und komplizierter im Aufbau geworden. Sie hatte viele neue Wörter hinzu gelernt, die sie spontan und korrekt einsetzte wie z. B. »Duschlotion« oder auch »Kichererbse«. Von der Aussprache her zeigen sich nur noch leichte Fehler bei mehreren Konsonanten hintereinander wie z. B. »ch«, »tr«, »kr« oder auch »sch« jeweils kombiniert mit weiteren Konsonanten. Ebenfalls im Intelligenzbereich versteht Sylvia jetzt wesentlich mehr an Aussagen und Inhalt. Sie berichtet über ihre Schule und den täglichen Stundenplan (korrekt!) und ist über jahreszeitliche Feste und deren Bedeutung orientiert. Auch spielt sie inzwischen mit Eifer Spiele wie z. B. »Mau-Mau«, »Quips« und ähnliches. Am Erlernen des Lesens hatte sie anfangs Spaß und Interesse, zur Zeit weniger. Eine weitere positive Entwicklung zeigt sich bei Sylvia darin, daß sie inzwischen sehr viel aufgeschlossener und verhandlungsbereiter geworden ist. Anstatt bei Nichterfüllung eines Wunsches wie früher in Tränen und Geschrei auszubrechen, kann sie jetzt darüber diskutieren. Auch hat sie eine Selbständigkeit entwickelt, die die einzelnen Fortschritte und Sylvias Gesamtpersönlichkeit erfreulich abrundet.

Besonders gefreut hat mich bei Sylvia, daß die Mutter von Sylvias Klassenlehrerin daraufhin angesprochen worden ist, welche positiven Veränderungen sich bei Sylvia in den letzten Monaten ergeben hätten. Sylvias Mutter wurde bei diesem Gespräch gezielt gefragt, was mit Sylvia außerhalb der Schule an Fördermaßnahmen gelaufen sei, also worauf diese Veränderungen wohl zurückzuführen seien. Aufgrund der jüngsten Fortschritte halte ich Sylvia auch jetzt noch nicht für »austherapiert«. Im Rahmen der ihr gegebenen Möglichkeiten wird sie, die Beibehaltung einer auf sie abgestimmten ganzheitlichen Therapie vorausgesetzt, noch weitere Entwicklungsfortschritte zeigen, die jetzt noch nicht vorhersehbar sind.

6.5 Heiko M.

Daß diese Art der ganzheitlichen Therapie nicht nur bei Kindern erfolgreich angewandt wird, sondern auch bei Erwachsenen, zeigt folgender Verlauf: Herr M. erlitt einen Tauchunfall. Zu diesem Zeitpunkt besuchte er die zwölfte Klasse an einem Wirtschaftsgymnasiums. Aufgrund des Tauchunfalles war es zu einer asphyxischen Hirnschädigung gekommen. Die stationäre Krankenhausbehandlung erfolgte für sieben Wochen. Zwar zeigte Herr M. bereits zu diesem Zeitpunkt nur noch geringe motorische Defizite. Wegen eines absoluten Verlustes des Kurzzeitgedächtnisses war er jedoch nicht in der Lage, seine ursprünglich begonnene Schulausbildung weiter fortzusetzen. Aus diesem Grund kam er für anderthalb Jahre in eine stationäre Jugendrehabilitationsanstalt. Daran anschließend wurde von seiten der behandelnden Ärzte ihm und seiner Mutter empfohlen, letztendlich die Unterbringung in einer Werkstatt für geistig Behinderte ins Auge zu fassen und zu akzeptieren, daß weitere Möglichkeiten für Herrn M. kaum bestünden. Die Mutter bestand jedoch auf der Unterbringung in einer Reha-Einrichtung, wobei sie allerdings nur eine Reha-Einrichtung für körperbehinderte Jugendliche fand, in der ihr Sohn den Hauptschulabschluß ablegen kann und wo er jeweils montags bis freitags wohnt. Dies hatte zur Folge, daß er entweder mit Schulstoff konfrontiert wurde, der

24jähriger junger Mann mit Verlust des Kurzzeitgedächtnisses nach Tauchunfall

ihm bereits bekannt war, oder bei neuem Schulstoff diesen wegen seines fehlenden Kurzzeitgedächtnisses nicht behalten konnte.

Erster Vorstellungstermin Der erste Vorstellungstermin in meiner Praxis erfolgte fast fünf Jahre nach dem Tauchunfall. Die Motorik zeigte sich insgesamt verlangsamt. Freies Gehen und Stehen war Herrn M. jedoch möglich, ebenfalls Treppensteigen. Einbeinstand und Einbeinhüpfen gelang ihm gut. Leichte Unsicherheiten im Gleichgewicht bzw. in der Koordination zeigten sich bei verschiedenen Bewegungen. Robben war gänzlich ohne Koordination (Arme gleichzeitig, Beine überhaupt nicht), Krabbeln im Kreuzmuster, allerdings in sehr langsamen und ungeschickten Bewegungsfolgen. Betontes Gehen und Hüpferlauf nur unter größter Konzentration und ebenfalls nicht im Kreuzmuster. Die Handfunktion war nur leicht eingeschränkt, was sich in einer leichten Dysdiadochokinese zeigte. Ebenfalls Einschränkung in der schnellen Daumen-Opposition. Beim Schreiben hatte Herr M. jetzt deutlich mehr Probleme als vor seinem Unfall. Auch kam es zu diesem Zeitpunkt immer noch regelmäßig zu einem Faustschluß der linken Hand, wenn Herr M. sich auf bestimmte schwierige Bewegungsfolgen konzentrieren mußte. Die rechte Hand war jetzt schon bereits konstant locker. Die Dominanz lag rechts. Eine Hyposensibilität bestand nicht, ebenfalls war die Stereognosie nur minimal eingeschränkt. Subjektiv bestanden keine Einschränkungen im Sehvermögen. Obwohl seine Augenbeweglichkeit unauffällig war, wurde von seiner Mutter mehrmals beobachtet, daß er immer wieder Schwierigkeiten hatte, z. B. eine Person aus einer größeren Menge Menschen herauszufinden. Herr M. mußte hierzu jeweils eine solche Menschenmenge mehrmals konzentriert mit den Augen »abfahren«, denn ihm fehlte der Gesamtüberblick. Die Dominanz der Augen lag auf dem rechten Auge. Das Gehör, das Sprachverständnis und die Seitendominanz des Gehörs (rechts) waren regelrecht. Nach dem Unfall hatte Herr M. nur kurzfristig Schwierigkeiten mit der Aussprache, jetzt zeigten sich diesbezüglich keine Auffälligkeiten mehr.

Die Intelligenz bei Herrn M. zu beurteilen war recht schwierig. Nach seinen eigenen Aussagen hielt er sein logisches Denkvermögen noch für leicht eingeschränkt. Fragen, die sein Langzeitgedächtnis betreffen, konnte er sicher beantworten. Fragen bezüglich des Kurzzeitgedächtnisses versuchte er mit wortreichen Antworten aus dem Weg zu gehen, konnte sie meistens jedoch nicht beantworten. Auf mathematische Fragen (z. B.: Wieviel ist zwölf durch ein halb?) gab er, ohne zu zögern, die richtige Antwort. Rechenaufgaben schriftlich zu lösen, gelang ihm ohne Probleme. Die mündliche Lösung scheiterte am Vergessen der jeweiligen Aufgabe. Jedoch konnte er das Ergebnis zumindest sofort richtig abschätzen. Bei diesem ersten Vorstellungstermin hatte ich den Eindruck, daß Herr M. sich zwar über seine Schwierigkeiten im Bereich des Kurzzeitgedächtnisses im klaren war, die daraus resultierende Tragweite jedoch noch nicht richtig einschätzte.

Das Therapieprogramm hatte seine Schwerpunkte in Kreuzmusterübungen, Koordinations- und Gleichgewichtsübungen, Handgeschicklichkeitsübungen (PADOVAN), sowie Förderung zur Verbesserung des Kurzzeitgedächtnisses. Letztere Übungen setzten sich aus Anregungen aus entsprechender Literatur zusammen. Aber auch das Neuerlernen eines Instrumentes (Gitarre) oder die Beschäftigung mit aktueller Tagespolitik sowie das schriftliche Zusammenstellen von gerade gehörten politischen Ereignissen (z. B. Anfertigung eines Protokolls von Nachrichtensendungen) wurden mit einbezogen, ebenso entsprechende EDV-Programme.

Das Therapieprogramm

Bereits beim nächsten Vorstellungstermin zweieinhalb Monate später konnte Herr M. gut im Kreuzmuster robben, krabbeln und gehen mit Armgegenschwung. Auch der Hüpferlauf fiel ihm jetzt wesentlich leichter. Die Handgeschicklichkeit hatte sich sichtbar gebessert, die oben geschilderten Schwierigkeiten im Sehvermögen bestanden nicht mehr. Daß das Kurzzeitgedächtnis zwar noch deutlich eingeschränkt, aber zumindest – in welchem Umfang auch immer – trainierbar ist, zeigte sich besonders darin, daß Herr M. die allermeisten Übungen allein auf die Benennung oder auf dezente Hin-

Therapieerfolge nach zweieinhalb Monaten

weise hin ausführen konnte. Die Klassenlehrerin von Herrn M. war sowohl von seinem Programm als auch von seinen Fortschritten so beeindruckt, daß sie sich bereit erklärt hatte, während anfallender Freistunden mit Herrn M. seine Übungen durchzuführen. Zusätzlich setzte sie sich noch dafür ein, daß ein Zivildienstleistender ebenfalls mit Herrn M. während der Woche im Heim gewisse Übungen machen konnte. Aufgrund dieses erfreulichen Engagement war jetzt Herr M. während der Woche, was die Therapie anbelangt, nicht mehr auf sich allein gestellt – denn er erinnerte sich natürlich nicht daran, ob er die Übungen bereits durchgeführt hatte oder nicht. Bei jedem Termin zeigten sich in allen Bereichen Verbesserungen, jeweils auch im Bereich des Kurzzeitgedächtnisses.

... nach 18 Monaten

Inzwischen, sechs Jahre nach dem Tauchunfall und anderthalb Jahre nach Beginn mit der Psychomotorischen Ganzheitstherapie zeigt sich folgende Situation: Es besteht eine regelrechte Kreuzmusterreihe (Robben, Krabbeln, Gehen mit Armgegenschwung, Hüpferlauf). Bücken, Einbeinstand sowie die Koordination bei weiteren Geschicklichkeitsübungen hatten sich deutlich verbessert. Gleiches gilt für die Handfunktion, denn jetzt war es Herrn M. möglich, beide Hände locker geöffnet zu halten, auch wenn er z.B. Turnübungen durchführte, auf die er sich konzentrieren mußte. Die Pronation/Supination war beim letzten Termin so gut wie nicht mehr eingeschränkt, gleiches galt für die schnelle Daumen-Opposition.

In bezug auf das Kurzzeitgedächtnis hatten sich ebenfalls von Termin zu Termin Verbesserungen eingestellt: Während die ersten Fortschritte sich darin zeigten, daß Herr M. seine Übungen alleine durchführen konnte, sich an deren Bewegungsablauf also richtig erinnern konnte, kamen Verbesserungen in der Speicherung von räumlichen Zusammenhängen hinzu. Als nächstes konnte er sich zur Überraschung seiner Mutter immer wieder neue Tatbestände oder Zusammenhänge merken, was ihm noch kurz vorher nicht gelungen war. Daran schloß sich eine Phase an, in der Herr M. direkt nach Erlebnissen diese nicht wiedergeben konnte, einen Tag später sich jedoch genau daran erinnerte. Es folgte die Fähigkeit, Sachverhalte zu speichern, nachdem man sie ihm mehrmals nacheinander erklärt hatte. Beim letzten Vorstellungstermin berichtete seine Mutter mir, daß es inzwischen möglich sei, Herrn M. drei Aufträge auf einmal zu erteilen und er diese nacheinander ausführen kann, ohne sie aufschreiben zu müssen. Trotz dieser eindeutigen Verbesserung wäre es falsch zu behaupten, daß das Kurzzeitgedächtnis bei Herrn M. inzwischen wieder regelrecht sei wie vor dem Unfall. Diese erfreuliche Entwicklung der letzten Monate zeigt, daß auch jetzt noch die Möglichkeit zu weiteren Fortschritten gegeben ist. Die positive Gesamtentwicklung ist hauptsächlich den engagierten Lehrkräften aus der stationären Rehabilitationseinrichtung, in der Herr M. während der Woche lebt, zu verdanken, denn diese führen weiterhin intensiv das von mir erarbeitete Therapieprogramm mit ihm durch, unter Hinzunahme von Computerprogrammen. Es ist geplant, auch in Zukunft auf diese Weise weiter zu arbeiten, zumindest solange, wie die Rehabilitationsmaßnahme noch andauern wird. Auch wenn sich im Moment noch keine Aussagen darüber machen lassen, bis zu welchem Grad sich das Kurzzeitgedächtnis bei Herrn M. wieder normalisieren wird, ist davon auszugehen, daß sich weitere Fortschritte noch einstellen werden und die Chancen zunehmend besser stehen, ihm ein selbständiges Leben zu ermöglichen.

6.6 Stefanie

10jähriges Mädchen mit Noonan-Syndrom

Bei Stefanie besteht ein Noonan-Syndrom. Mit drei Monaten wurde sie an einem Herzfehler operiert. Zum Teil hatte sie bis zum Operationstermin bestimmte Fertigkeiten erlernt, die sie nach der Operation verloren hatte. Z. B. konnte sie mit sechs Wochen bereits den Kopf frei halten. Nach dem Operationstermin gelang ihr dies nicht mehr.

Erster Vorstellungstermin

Am ersten Vorstellungstermin bestätigte sich die Aussage von Stefanies Eltern, daß nämlich ihre Lieblingsposition ist, auf dem Rücken zu liegen oder zu sitzen. Während des Termins konnte Stefanie kaum Blickkontakt herstellen. Sie war fast ständig damit beschäftigt, ihre Finger stereotyp vor den Augen hin und her zu bewegen. In Bauchlage konnte sie sich nicht fortbewegen, auf der schrägen Ebene kam sie vorwärts, allerdings noch unkoordinierter Einsatz der Extremitäten. Sie konnte fast alleine aus der Bauchlage heraus in den Vierfüßlerstand gelangen und sich selbständig hinsetzen. Die Daumen-Opposition war ihr möglich, jedoch noch nicht zielgerichtet zum Ergreifen kleinerer Gegenstände, sondern hauptsächlich im Rahmen ihrer stereotypen Bewegungen. Blickkontakt stellte sie mit mir kaum her. Die Augenbeweglichkeit war vor allem in der Vertikalen eingeschränkt, es lag recht häufig ein Innenschielen links vor. Stefanie reagierte positiv auf bunte Gegenstände und bunte Bilder. Das Hörvermögen zeigte sich regelrecht, ein Sprachverständnis hatte Stefanie nicht, jedoch zeigte sie eine entsprechende Reaktion, wenn sie fröhlich oder ernst angesprochen wurde. Eine aktive Sprache war bei Stefanie nicht vorhanden, Lautäußerungen aber sehr wohl. So konnte sie z. B. laut lachen und vor Freude quietschen. Einfache Zusammenhänge erfaßte sie, so erkannte sie z. B. eine fremde Umgebung als solche. An Formen, Farben und ähnlichem hatte sie jedoch kein Interesse. Zu diesem Zeitpunkt besuchte sie einen Sonderschulkindergarten. Stefanie war schon immer sehr gerne mit anderen Kindern zusammen. Leider war man in diesem Kindergarten der Meinung, daß auch eine gezielte Förderung bei Stefanie nicht viel bringe, so daß das Mädchen fast den ganzen Tag im Rollstuhl »aufbewahrt« wurde. Auch wurde den Eltern vor einem Besuch in meiner Praxis dringend abgeraten, da man sich damit abfinden müsse, daß sich bei Stefanie wohl keine weiteren Erfolge einstellen würden. Ich besprach von Anfang an mit den Eltern, daß es schwierig werden wird, ein Kind, welches so daran gewöhnt ist, zu sitzen oder auf dem Rücken zu liegen wie Stefanie, mit der Bauchlage und anderen Übungen zur Fortbewegung vertraut zu machen. Denn Stefanie war bei ihrem ersten Vorstellungstermin in meiner Praxis bereits siebeneinhalb Jahre alt.

Das von mir ausgearbeitete Therapieprogramm hatte seine Schwerpunkte in Kreuzmusterübungen sowie dem Einsatz der schrägen Übungstherapierampe, unterstützt durch häufige Bauchlage bzw. Vermeiden von Rückenlage oder auch Sitzen. Hinzukamen Gleichgewichtsübungen, Greifübungen, eine taktile Stimulation über Ganzkörpermassage, Übungen zur Verbesserung der Augenbeweglichkeit, Einsatz von Bildkarten zur Verbesserung des optischen Verständnisses und auch des Sprachverständnisses, zusätzlich noch viel Beschäftigung mit Gedichten, Reimen und Liedern. Zur Verbesserung der Mundfunktion kamen noch mundmotorische und sensorische Übungen nach MORALES und PADOVAN hinzu. *Das Therapieprogramm*

Beim nächsten Termin zwei Monate später verblüffte mich Stefanie durch ihre wesentlich aufgeschlossenere Art, fast ohne Stereotypien. Sie begann sich zunehmend mehr für ihre Umgebung zu interessieren. In allen Bereichen, außer der aktiven Sprache, hatte Stefanie kleinere Fortschritte gemacht. Die Bauchlage wurde von ihr allmählich besser akzeptiert, auf der Übungstherapierampe setzte sie beim Robben bereits die Arme alternierend ein, die Beine noch nicht. Sie konnte alleine aus der Bauchlage heraus in den Vierfüßlerstand kommen. *Therapieerfolge nach zwei Monaten*

Neun Monate später gelang ihr das Robben bereits fast im Kreuzmuster. Da sie jedoch zunehmend mehr dieses Robben und auch zum Teil bestimmte Kreuzmusterübungen ablehnte, mußte das Programm nicht nur entsprechend ihrer *... nach 11 Monaten*

Fortschritte, sondern auch entsprechend ihrer Neigungen abgeändert werden. Solche Abneigungen gegenüber bestimmten Übungen zu akzeptieren, halte ich für sinnvoll, auch wenn das Robben an sich sehr wichtig für Stefanie gewesen wäre. Krabbelübungen akzeptierte sie noch eher, ebenso unterstütztes Laufen. In der Zwischenzeit hatte sie begonnen, auf dem Krabbelwagen zu krabbeln. Auch zeigte sie gute Ansätze zum freien Krabbeln.

Bei einem der ersten Termine wurde Stefanie konsiliarisch in einer Rastatter Augenarztpraxis von einer Orthoptistin wegen der Beurteilung des Innenschielens untersucht. Ein Okklusionsverband war nicht erforderlich. Die von mir erarbeiteten Augenbeweglichkeitsübungen sollten allerdings weiter fortgeführt werden. Inzwischen zeigt Stefanie außer in Zeiten, in denen sie krank oder müde ist, fast durchgehend einen Parallelstand der Augen.

... nach zweieinhalb Jahren

Jetzt, zweieinhalb Jahre nach Beginn mit der Psychomotorischen Ganzheitstherapie hat sich Stefanie im Rahmen ihrer Grunderkrankung erfreulich weiterentwickelt: Vom Robben und Krabbeln hält sie zwar zur Zeit weiterhin noch nicht viel, so daß leider darauf verzichtet werden muß. Dagegen ist sie zum Laufen sehr gut zu motivieren. Wir hatten ein Jahr vor dem letzten Termin damit begonnen, das »Laufen mit Unterstützung«, wobei Stefanie an zwei Händen gehalten wird, in das Therapieprogramm aufzunehmen. Inzwischen kann sie dreißig bis sechzig Minuten am Stück auf diese Art laufen. Da sie neben diesen Laufübungen zusätzlich noch Übungen zur Kräftigung der Schulter-Nacken-Wirbelsäulenmuskulatur durchführt und sich beim Laufen sehr gerade hält, ist dagegen nichts einzuwenden. Stefanie absolviert ihre Laufübungen sowohl mit Unterstützung von Helfern, indem man sie an den Händen hält, als auch mittels eines sogenannten Gehlernwagens. Die Körperkoordination hat sich soweit verbessert, daß Stefanie sich auch im Kniestand für einige Sekunden frei halten und sogar für zwei bis drei Sekunden frei stehen kann.

In Bereich der Handgeschicklichkeit gelingt Stefanie inzwi-

schen eine korrekte Daumen-Zeigefinger-Opposition, die sie spontan einsetzen kann, denn sie ergreift Gegenstände fast ausschließlich mit den Fingerspitzen. Stefanie beginnt damit, beim Essen von Brei, den Löffel selbständig zum Mund zu führen. Vom Tastempfinden her zeigt sich, daß sie jetzt sehr viel besser auch auf leichte Reize reagiert. Jedoch ist das Schmerzempfinden weiterhin noch reduziert.
Während Stefanie zu Beginn mit der Psychomotorischen Ganzheitstherapie zwar auf bunte Gegenstände und Bilder positiv reagiert hatte, aber keine Beziehung zu deren Wortbedeutungen entwickeln konnte, ist sie jetzt in der Lage, nicht nur Bildkarten, sondern auch Symbolkarten richtig dem entsprechenden Wort zuzuordnen. Zusätzlich versteht sie sogar abstrakte Begriffe wie z. B. »später« oder auch »morgen« richtig. Aus dem täglichen Zusammensein mit ihr entnehmen die Eltern, daß Stefanie von seiten des Sprachverständnisses auf fast alles Alltägliche richtig reagiert. So gut wie keine Fortschritte hat Stefanie dagegen in der aktiven Sprache gemacht. Darum ist der Versuch geplant, bei ihr sogenannte »Elektronische Kommunikationshilfen« einzusetzen. Als Vorbereitung darauf dient schon jetzt der Einsatz von Bildkarten, auf die Stefanie zeigen soll, wenn sie einen bestimmten Wunsch hat (zunächst Beginn mit einfachen Begriffen wie z. B. »Essen«, »Trinken« etc).
Ebenfalls gewachsen ist das Verständnis Stefanies ihrer Umgebung gegenüber. Sie kann z. B. bestimmte Farben heraussuchen, Formen noch nicht. Tageszeitliche Gesetzmäßigkeiten liegen ihr sehr am Herzen. Auch registriert sie inzwischen sehr wohl, wenn sie z. B. an ihrem Geburtstag im Mittelpunkt steht und fühlt sich darüber geehrt. Während ihr früher Spielsachen und ähnliche Dinge gleichgültig waren, meldet sie diesbezüglich jetzt Besitzansprüche an. Ihre Neigung zu Stereotypien ist fast verschwunden. Lediglich, wenn Stefanie krank und dadurch in ihrem Wohlbefinden stark beeinträchtigt ist, treten diese wieder häufiger auf.
Stefanie geht auf eine Schule für geistig Behinderte. Anfangs hat man dort recht skeptisch auf die von mir erarbeiteten

Therapieprogramme reagiert. Jetzt hingegen ist die zuständige Klassenlehrerin so beeindruckt von Stefanies Fortschritten, daß sie angeboten hat, Teile des Übungsprogrammes in Stefanies schulischen Alltag zu integrieren. Dies stelle ich mir als Idealzustand vor, wenn die Zusammenarbeit zwischen Therapeuten, Elternhaus und Schule so gut funktioniert, denn selbstverständlich werden auch daheim Anregungen mit übernommen, die von der Schule ausgehen.

Stefanies Therapieprogramme werden weiterhin motorische Übungen, die ihr das Laufenlernen ermöglichen sollen, enthalten. Ihren Wünschen kommt man dadurch entgegen, daß man zwischen Laufen im Gehlernwagen, Laufen mit Unterstützung durch einen oder zwei Helfer oder Laufen unter der Überkopfleiter abwechselt. Auch bleibt im Moment nichts anderes übrig, als auf Robben und Krabbeln als eigentliche Übungen zu verzichten. Denn Übungen durchsetzen zu wollen, die ein Kind partout nicht absolvieren möchte, verschlingt nur unnötig Zeit, Kraft und Nerven, die man besser für andere Dinge einsetzen könnte. Abgesehen davon ist es wichtig, trotz der Durchführung eines intensiven Therapieprogrammes eine fröhliche und spielerische Stimmung zu erhalten. Dies ist jedoch unmöglich, wenn auf der einen Seite Zwang in puncto bestimmter Übungen ausgeübt wird und auf der anderen Seite eine absolute Verweigerung erfolgt.

Selbstverständlich werden auch Übungen zur Verbesserung in den Bereichen Gleichgewicht, Koordination, Handfunktion, Tastempfinden und Sprachverständnis beibehalten, jeweils Stefanies aktuellem Entwicklungsstand und ihren Neigungen angepaßt. Neu hinzugekommen sind jetzt Leseübungen, da Stefanie sicher Symbole auseinander halten kann. Dieses Leseprogramm wird sowohl in der Schule als auch daheim eingesetzt werden und dient ebenfalls der Anbahnung einer einfacheren Kommunikation mit Stefanie.

Man kann demnach festhalten, daß aus einem Kind, welches kaum Blickkontakt herstellen konnte, hauptsächlich mit seinen Stereotypien beschäftigt war und sich nicht vorwärtsbewegen konnte, ein fröhliches Kind geworden ist, das von sich heraus Kontakt zu anderen Personen aufnimmt, in der Lage ist, diese zu verstehen, und welches mit Unterstützung laufen kann und dabei sogar selbst die Richtung bestimmt. Weitere Entwicklungsmöglichkeiten sind auch jetzt für Stefanie noch nicht ausgeschöpft, denn aufgrund der nach wie vor intensiv durchgeführten Förderung werden sich in so gut wie allen Bereichen kontinuierlich noch weitere Fortschritte einstellen.

6.7 Johannes

Johannes gehört zu den Patienten, deren Entwicklung einen ganz anderen Verlauf nimmt als von Fachleuten vorausgesagt worden war. Er war bis zum Alter von zwei Jahren ein vollkommen unauffälliges und fröhliches Kind. Dann erkrankte er an einer Coxsakie-A9-Virusinfektion, welche zu einer Cerebellitis führte.

5 Jahre alter Junge mit Zustand nach Cerebellitis

Die Symptomatik begann mit einem innerhalb von drei Wochen zunehmenden Intentionstremor. Daraufhin folgte ein schwankender Gang. Aufgrund der Zunahme der Symptomatik wurde jetzt eine stationäre Krankenhausaufnahme zwecks ausführlicher Diagnostik erforderlich. Zunächst kam es zu einer weiteren Verschlechterung. Der zunächst leichte Nystagmus nahm noch deutlich zu, nach wenigen Tagen konnte Johannes nicht mehr frei laufen. Auch verschlechterte sich die Sprache dermaßen, daß er so gut wie nicht mehr sprechen konnte.

Eine spezifische medizinische Therapie stand bei dieser Art von Virusinfektion nicht zur Verfügung. Nach und nach ging es Johannes wieder besser. In mehrwöchigen Abständen wurde er in der Poliklinik untersucht. Den Eltern wurde mitgeteilt, daß sich bei einer Cerebellitis dieser Art die Symptomatik im Laufe der nächsten Wochen und Monate zurückbilden, aber auch zum Teil bestehen bleiben könne. Eine gezielte Therapie im Sinne von Übungen würde zu keinem weiteren Ergebnis führen. Trotzdem erhielt Johannes nach kurzer Zeit Bobath-Therapie.

Erster Vorstellungstermin Der erste Vorstellungstermin in meiner Praxis fand sieben Monate nach der Erkrankung statt. Johannes war fast drei Jahre alt. Die Situation hatte sich zwar im Vergleich zu der Symptomatik nach Entlassung aus dem Krankenhaus leicht verbessert, veränderte sich in letzter Zeit jedoch kaum noch: Johannes konnte nur zwischen zwei Personen laufen, nicht frei. Er setzte beim Laufen jeweils den Fuß in Gänze auf und war nicht in der Lage, den Fuß zu rollen. Robben gelang ihm nicht im Kreuzmuster, denn er setzte beide Arme gleichzeitig ein, davon unabhängig manchmal auch das linke Bein. Er konnte im Kreuzmuster krabbeln, bevorzugte jedoch meistens ein Muster, bei dem beide Arme nacheinander und die Beine gleichzeitig bewegt wurden. Eindeutige Unsicherheit bzw. Überempfindlichkeit bestand im Gleichgewichtssystem. Die Handfunktion war ebenfalls eingeschränkt, denn Johannes beherrschte zwar einen Pinzettengriff, einen Zangengriff jedoch nicht. Auch setzte er den Pinzettengriff nur ein, wenn er ihn nicht umgehen konnte. Die Pronation/Supination war deutlich eingeschränkt, ebenfalls die schnelle Daumen-Opposition beidseits. Zeichen für eine Hyposensibilität fanden sich nicht, allerdings eine gestörte Stereognosie. Das Sehvermögen zeigte sich trotz eines leichten Nystagmus' so gut wie unauffällig. Ebenfalls war sein passives Sprachverständnis altersentsprechend. Die aktive Sprache beschränkte sich auf wenige Wörter, welche er bereits zu Drei-Wort-Sätzen kombinieren konnte. Bei einer äußerst hypotonen Mundmuskulatur hatte er in der Aussprache noch deutliche Schwierigkeiten, zwar hauptsächlich mit einzelnen Konsonanten. Jedoch wirkte seine Sprache sehr langsam und angestrengt.
Nach Aussagen der Eltern war Johannes in seiner Auffassungsgabe im Vergleich zu der Zeit vor der Erkrankung leicht verlangsamt, ansonsten jedoch eher unauffällig. Im »Sensomotorischen Entwicklungsgitter« nach KIPHARD wird zwar die Intelligenz nicht gesondert festgehalten, aber die optische Wahrnehmung, die akustische Wahrnehmung bzw. das Sprachverständnis geben doch deutliche Hinweise. Und in diesen Bereichen lag Johannes bei einem Testalter von drei-

einhalb Jahren, in der aktiven Sprache bei drei Jahren. Das bestätigte meinen Eindruck, den ich von Johannes bei meiner Untersuchung gewonnen hatte. Vom Sozialverhalten her befand Johannes sich gerade zu dem Zeitpunkt in der Trotzphase.

Das Therapieprogramm setzte sich zusammen aus Kreuzmusterübungen, Robben, Krabbeln, Gleichgewichtsübungen im Sinne von Schaukeln, Schwingen, Federn auf dem Therapieball und seitlichem Rollen. Auf Laufübungen wurde noch verzichtet. Zur Verbesserung der Handfunktion setzte ich Greifübungen ein sowie gezielte Drehbewegungen der Hände (Supination/Pronation). Tastspiele wurden zur Verbesserung der Stereognosie miteinbezogen. Auf gezielte Übungen zur Verbesserung der optischen und akustischen Wahrnehmung konnte verzichtet werden. Übungen zur Verbesserung der Mundfunktion nach MORALES und PADOVAN (z. B. Einsatz des Kauschlauches oder des NUK-Trainers) ergänzten das Programm neben gezielten Sprachübungen, bei denen Johannes den Namen von Bildkarten aus den »Kölner Sprachlernspielen« nachsprechen sollte. Im Bereich der Intelligenz empfahl ich eine Beschäftigung, die nicht über eine altersentsprechende Intelligenzförderung hinausgehen sollte.

Das Therapieprogramm

Zwei Monate später robbte Johannes bereits im homolateralen Muster und konnte im Kreuzmuster krabbeln. Er fing bereits an, kleinere Geschichten zu erzählen, um nur die wichtigsten Fortschritte hier aufzuzählen. Unter anderem wurde jetzt die Übung »Unterstütztes Gehen unter der Überkopfleiter« mit in das Programm aufgenommen. Weitere vier Monate später robbte er im Kreuzmuster und konnte allein unter der Überkopfleiter gehen, allerdings noch in unkoordinierten Bewegungen.

Therapieerfolge nach 2 Monaten

... nach sechs Monaten

In der Zwischenzeit war von einem Psychologen ein Intelligenztest durchgeführt worden mit dem Ergebnis, daß Johannes sich als dreieinviertel Jahre alter Junge auf dem intelligenzmäßigen Niveau eines Zweijährigen befinde. Daraufhin wurde eine psychologische Betreuung der Mutter durchgeführt, um mit ihr zusammen Trauerarbeit zu leisten, damit sie die Tatsache einen geistig behinderten Jungen zu haben, besser verkraften könne. Gleichzeitig machte man ihr klar, daß sie damit rechnen müsse, daß Johannes in Zukunft einen Rollstuhl benötigen werde. Beide Prognosen, sowohl in bezug auf die vorausgesagte geistige Behinderung als auch auf die sichere Aussicht auf einen Rollstuhl für Johannes, konnte ich von Anfang an nicht nachvollziehen. Ich besprach die Situation ausführlich mit den Eltern und erklärte ihnen, daß man meiner Meinung nach eher optimistisch sein dürfe, auch wenn der Ausgang noch nicht sicher sei.

... nach 10 Monaten Wiederum vier Monate später erfolgte der nächste Vorstellungstermin in meiner Praxis: Johannes konnte unter der Überkopfleiter im Kreuzmuster laufen und frei einen Meter weit. Mehrere Laufübungen und Koordinationsübungen kamen hinzu (Gehen unter der Überkopfleiter mit und ohne Unterstützung, Gehen von längeren Gehstrecken sowie alleine von Person zu Person, Gehen auf Knien sowie Stehen an der Stange). Zusätzlich wurde wegen der Fortschritte in Johannes' Sprachentwicklung und der sich dadurch ändernden Situation für den nächsten Termin eine Konsiliaruntersuchung durch eine Rastatter Logopädin mit eingeplant. Aufgrund der erfreulichen Gesamtentwicklung hatte die Mutter nunmehr die Trauerarbeit unter psychologischer Anleitung abgebrochen, worauf es ihr deutlich besser ging.

... nach 18 Monaten Jetzt anderthalb Jahre nach Beginn mit der Psychomotorischen Ganzheitstherapie und zweieinviertel Jahre nach der Cerebellitis kann man bei Johannes kaum noch von einer Sprachentwicklungsverzögerung sprechen, denn es bestehen hauptsächlich noch Schwierigkeiten in der Aussprache im Sinne einer ataktischen Sprache sowie ein noch leichter Dysgrammatismus. Im Entwicklungsgitter nach KIPHARD liegen seine Fertigkeiten in der aktiven Sprache bei einem Alter von fünf bis fünfeinhalb Jahren. Dadurch, daß er selbst sehr wohl seine Schwierigkeiten mit der korrekten Aussprache registriert, ist er in seinem Sprachverhalten noch sehr zurückhaltend. Die Motivation zu sprechen und die diesbezügliche Stärkung seines Selbstbewußtseins ist in diesen Bereichen

neben der Beibehaltung des Mundprogrammes das Entscheidende. Sein Sprachverständnis ist laut Entwicklungsgitter ebenfalls altersentsprechend regelrecht.

Während er fünf Monate vor dem letzten Termin beim freien Laufen die Hände noch zum Ausbalancieren benötigte, war dies jetzt nicht mehr erforderlich. Gehen mit Armgegenschwung gelingt ihm noch nicht frei, aber mit Unterstützung. Auch beim Robben und Krabbeln hatte sich ein stabiles Kreuzmuster herausgebildet. Es gelingt ihm inzwischen sehr gut, vom Boden über den Kniestand aufzustehen. Von seiten des reinen Gleichgewichtes bestehen schon seit längerem keine Auffälligkeiten mehr. Die Körperkoordination »trainiert« Johannes sehr häufig dadurch, indem er mit seinem großen Bruder herumtobt und auch Rangeleien ausführt. So kann er jetzt nicht nur frei laufen, sondern auch frei stehen, sich aus dem Stand heraus zum Teil umdrehen und sich beim plötzlichen Abbremsen aus dem Gehen nach vorne fallen lassen und sich dabei mit den Händen abstützen. Somit hat sich auch die Stützreaktion herausgebildet. Johannes beginnt mit Purzelbäumen. Besonders erwähnenswert ist, daß er inzwischen so gerade laufen kann, daß er alleine durch eine Tür hindurch zu gehen in der Lage ist. Dies stellt für Kinder, die frei laufen können, normalerweise kein besonderes Problem dar, für Kinder mit ataktischen Bewegungsstörungen jedoch sehr wohl.

Die Handfunktion hat sich soweit verbessert, daß Johannes alleine essen kann, sogar zum Teil mit Messer und Gabel. Dies läuft parallel mit der Verbesserung der Dysdiadochokinese, die zwar noch besteht, aber in wesentlich geringerem Ausmaß *(Abb. 37–39)*.

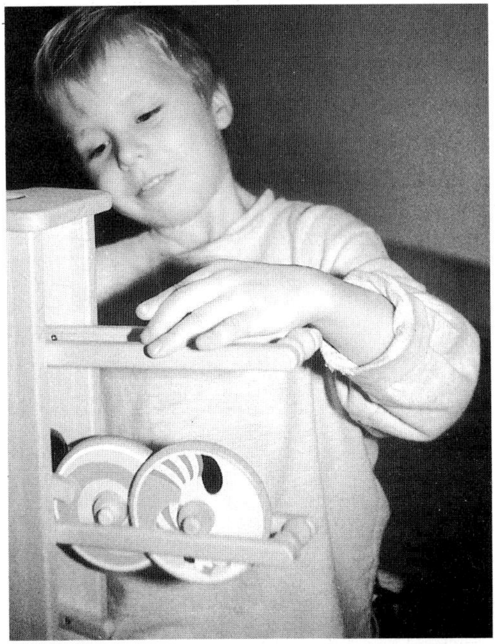

Abb. 37

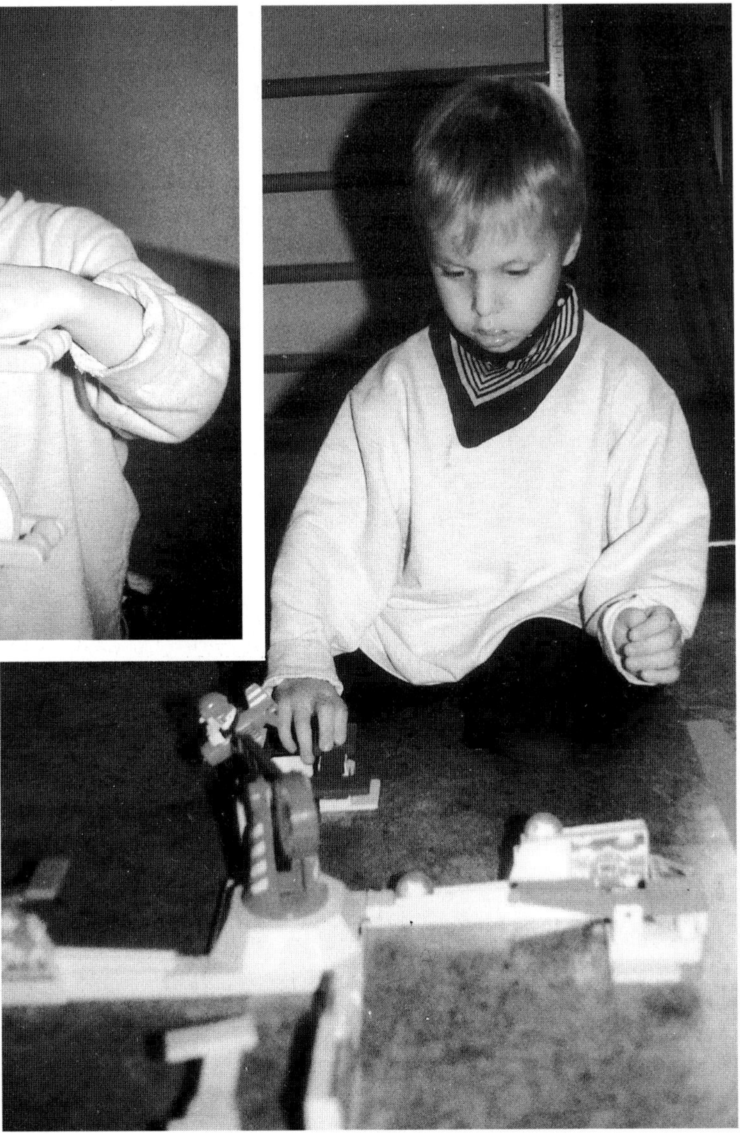

Abb. 38

***Abb. 37* und *38*:** *Gerade die Handgeschicklichkeit und die Hand-Auge-Koordination lassen sich spielerisch sehr gut trainieren.*

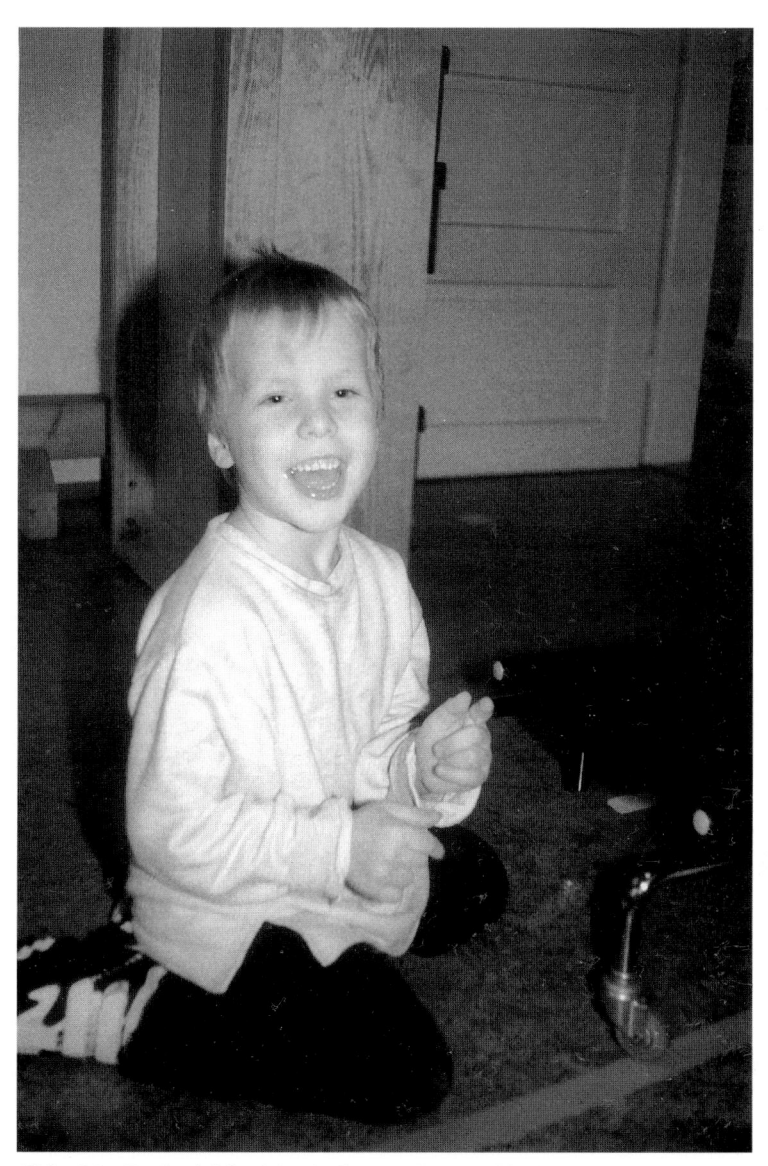

Abb. 39: *Doch gleichzeitig sind spezielle Handfunktionsübungen mit in die Übungspalette aufzunehmen. Hier führt Johannes gerade Fingerübungen nach* PADOVAN *(Nr.2) durch, die den gezielten Einsatz der Finger bei gleichzeitiger Rotation im Sinne einer Pronation/Supination verbessern sollen (s. Abb. 27 und 28).*

Die Stereognosie hat sich insoweit positiv verändert, daß es Johannes nunmehr gelingt, Holzfiguren, die ihm geläufig sind, allein durch Betasten zu erkennen.

Die Augenbeweglichkeit ist dahingehend entwickelt, daß zwar ein vollkommener Parallelstand der Augen besteht, auch das Verfolgen von sich bewegenden Gegenständen ihm schon recht gut gelingt, allerdings nur für relativ kleine Strecken.

Parallel zu den hier beschriebenen Verbesserungen und Fortschritten ist bei Johannes auch das Verständnis für seine Umgebung gewachsen. Auch wenn dies keinem standardisierten Intelligenztest entspricht, kann man zur ungefähren Abschätzung der Intelligenz bei Johannes recht gut die sensorischen Bereiche (akustische und optische Wahrnehmung) sowie den Bereich Sozialkontakt aus dem »Sensomotorischen Entwicklungsgitter« nach KIPHARD heranziehen. Johannes liegt mit viereinhalb Jahren in der optischen Wahrnehmung bei fast fünf Jahren und darüber, in der akustischen Wahrnehmung bei mehr als fünfeinhalb Jahren und im Bereich »Sozialkontakt« bei fünfeinviertel Jahren. Somit kann getrost gesagt werden, daß von einer geistigen Behinderung auch unter der Berücksichtigung der Tatsache, daß dieses Entwicklungsgitter von den Altersangaben her sehr großzügig festgelegt worden ist, nicht die Rede sein kann.

Johannes wird auch in nächster Zukunft ein ganzheitlich strukturiertes Therapieprogramm, jeweils an seine aktuelle Fortschritte angepaßt, absolvieren müssen. Hierzu werden pro Jahr circa zwei bis drei Vorstellungstermine in meiner Praxis erforderlich sein. Da jedoch auch bereits in der Vergangenheit seine Mutter den größten Teil des Therapieprogrammes sehr geschickt in den alltäglichen Tagesablauf zu integrieren verstand, dürfte Johannes bei seinem Therapieprogramm wohl auch weiterhin gut mitmachen. Vielleicht wird man ihn ein Jahr von der Einschulung zurückstellen, um ihm so die Chance zu geben, möglichst stabil und selbstbewußt mit der Schule starten zu können. Dies wird jedoch erst zu einem späteren Zeitpunkt entschieden werden. Schon jetzt sieht man, daß sein Selbstvertrauen und seine Eigenständigkeit sowohl in der Familie als auch im Kindergarten stetig wächst, so daß für seine Zukunft sehr gute Voraussetzungen gegeben sind.

6.8 Silvan

Silvan wurde mir im Alter von vier Jahren vorgestellt. Nach einer unauffälligen Schwangerschaft war in der 32. SSW ein Kaiserschnitt erforderlich. Die daran anschließende Neugeborenenphase verlief noch vollkommen unauffällig. Doch nach fünf Wochen zeigten sich erste Anzeichen für epileptische Anfälle im Sinne von plötzlich einschießenden Überstreckungsreaktionen. Gleichzeitig fiel auf, daß Silvan seine Arme so gut wie nicht bewegte. Mit fünf Monaten erkrankte er an einer hochfieberhaften Blasenentzündung, worauf sich das EEG drastisch verschlechterte. Daraufhin wurde eine ACTH-Therapie durchgeführt. Leider ging es Silvan jetzt noch schlechter, denn während dieser Zeit verlor er die Fähigkeit, sich abzustützen und war auch nicht mehr in der Lage, andere Personen anzulächeln. Für ungefähr ein weiteres Jahr war Silvan äußerst infektanfällig, was Erkältungskrankheiten betraf.

4 Jahre alter Junge mit psychomotorischer Retardierung und rechtsbetonter Cerebralparese sowie sensomotorischer Spracherwerbsstörung

Silvan lebt mit seiner Familie in der Schweiz. Dort erhielt er zweimal wöchentlich Physiotherapie und einmal eine Stunde Heilpädagogik sowie Frühförderung. Allerdings wurden diese Therapieeinheiten lediglich von Therapeuten durchgeführt, ohne daß die Mutter eine Anleitung für die häusliche Therapie mit diesen Übungen erhalten hätte.

Beim ersten Vorstellungstermin konnte sich Silvan in Bauchlage auf den Unterarmen abstützen, noch kein Handstütz. Auf dem Boden kam er in Bauchlage so gut wie nicht vorwärts. Beim Herabgleiten auf der schrägen Übungstherapierampe setzte er zum Teil das linke Bein ein, meistens jedoch noch ganz unkoordinierte Bewegungen, das rechte Bein und beide Arme wurden überhaupt nicht gezielt benutzt. Rechts zeigte sich eine starke Spastik, links nur eine minimale. Freies

Erster Vorstellungstermin

Sitzen war nicht möglich. Unterstützte man Silvan beim Sitzen, konnte er den Kopf in der Senkrechten halten. Brachte man ihn mit dem Oberkörper in eine seitliche Schräglage, war seine Kopfkontrolle nach links zufriedenstellend, nach rechts noch deutlich gemindert. Aus dieser Einstellung des Kopfes in die Senkrechte konnte man zwar schließen, daß Silvan Gleichgewichtsempfindungen haben mußte. Inwieweit jedoch das Gleichgewichtssystem tatsächlich beeinträchtigt war, konnte aufgrund der stark reduzierten Körperkoordination nicht sicher festgestellt werden. Silvan bevorzugte eindeutig die Rückenlage und drehte spontan den Kopf meistenteils nach rechts. Die Greiffunktion war links soweit entwickelt, daß Silvan bei Berührung der Hand den entsprechenden Gegenstand ergreifen konnte, rechts gelang ihm dies noch nicht. Allein über die Hand-Auge-Koordination war ein Greifen beidseits noch nicht möglich. Beide Hände waren zum damaligen Zeitpunkt sehr häufig gefaustet.

Silvan war am ganzen Körper stark hyposensibel, auch hatte er eine herabgesetzte Schmerzempfindlichkeit. Parallel zur Motorik war das Tastempfinden ebenfalls rechts noch stärker beeinträchtigt als links. Silvan gelang es zwar manchmal, die Augen fast parallel einzustellen, jedoch zeigte sich meistens eine deutliche Innenschielstellung des linken Auges. Eine früher durchgeführte augenärztliche Untersuchung hatte den Verdacht auf Weitsichtigkeit ergeben, wobei die Versorgung mit einer Brille noch nicht erforderlich war. Die Hauptschwierigkeiten für Silvan zeigten sich jedoch weniger in der Augenmotorik und der Sehschärfe als in der Verarbeitung und dem Verständnis des optischen Eindruckes. Zwar lächelte er Personen an, verfolgte sie auch mit den Augen oder erkannte sein Fläschchen als solches. Dagegen führte der optische Eindruck von Gegenständen nicht zu dem Bedürfnis, diese auch ergreifen zu wollen.

Silvan reagierte auf Flüstersprache und zeigte ein korrektes Richtungshören. Sein Sprachverständnis war deutlich eingeschränkt. Wenige Einzelwörter wie z. B. seinen Namen oder auch das Wort »Großmutter« verstand er jedoch sicher. Da er ebenfalls auf die Aufforderung, sich an meinen Händen hochzuziehen, richtig reagierte, mußte davon ausgegangen werden, daß Silvan mehr verstand als er beweisen konnte. Aus Silvans Lautäußerungen konnte man auf seine Stimmung schließen, er konnte ebenfalls laut lachen, wenn er sich freute. Silvan hatte verschiedene Laute in seinem Repertoire, noch keine Doppelsilben. Die Mundfunktion war ebenfalls eingeschränkt. So z. B. konnte er nur sehr schlecht kauen und speichelte stark. Allerdings war diese Einschränkung ganz sicher nicht die Ursache für die fehlende Sprache.

Silvan machte einen ausgeglichenen und zufriedenen Eindruck. Zwar reagierte er jeweils stark verunsichert auf eine fremde Umgebung. Jedoch konnte man aufgrund seiner Behinderung kaum feststellen, was er nun wirklich von seiner Umgebung mitbekam und was nicht. Kontakt zu anderen Kindern liebte er, besonders das Beisammensein mit seinem älteren Bruder und seiner Cousine. Auch tolerierte er es ausgezeichnet, daß diese Kinder mit ihm nicht immer so vorsichtig umgingen wie Eltern dies tun, sondern ihn als gleichberechtigt ansahen.

Die Schwerpunkte des Therapieprogramms legte ich auf motorische Übungen, auf die Verbesserung der Wahrnehmung im taktilen, optischen, akustischen und vestibulären Bereich: Kreuzmusterübungen, Robben auf der schrägen Rampe, Schaukeln, Übungen auf dem Therapieball (nicht nur als Gleichgewichtsübung, sondern auch zur Kräftigung der Wirbelsäulenmuskulatur), Greifübungen, Ganzkörpermassage als Setzen von taktilen Reizen, Gegenstände bzw. Licht mit den Augen verfolgen lassen, Geräusche anbieten und benennen, Gegenstände zeigen und benennen sowie Mundfunktionsübungen (nach PADOVAN und MORALES) waren die Hauptbestandteile des Therapieprogramms. Zusätzlich sollte Silvan in den therapiefreien Zeiten möglichst auf dem Bauch liegen und dazu angeregt werden, den Kopf nach links zu drehen, indem man interessante Dinge links von ihm positionierte. Die Entwicklung Silvans wurde ab diesem Termin mit der

Das Therapieprogramm

»Förderdiagnostik für schwerstbehinderte Kinder« nach FRÖHLICH festgehalten.

Therapieerfolge nach zwei Monaten
Bereits zwei Monate später zeigte Silvan auf der schrägen Übungstherapierampe deutlich mehr Arm- und Beinbewegungen, jedoch weiterhin noch unkoordiniert. Unterstützte man ihn, indem man ihm z.B. gegen die Füße Widerstand bot, zeigte er ansatzweise ein homolaterales Muster. Die Kopfkontrolle, die Hyposensibilität, die Greiffunktion, die Hand-Auge-Koordination sowie die Stellung der Augen hatten sich ebenfalls verbessert. Silvan hatte inzwischen gelernt, feste Nahrung zu kauen. Auch hatte sein Sprachverständnis zugenommen.

... nach neun Monaten
Jetzt, neun Monate nach Beginn mit der Psychomotorischen Ganzheitstherapie zeigt er auf der Rampe kräftige Bewegungen der Extremitäten, wobei man jedoch weiterhin den Füßen meistens Widerstand bieten muß, damit er sich abstoßen kann. Den linken Arm setzt Silvan allein ein, den rechten Arm bringt er bis zur Hälfte nach vorne. Inzwischen zeigt er einen Wechsel zwischen homolateralem Muster und Kreuzmuster, so daß man davon ausgehen kann, daß er sich auf dem Weg zum Kreuzmuster befindet. Die spastischen Bewegungseinschränkungen haben abgenommen. Die Kopfkontrolle hat sich soweit gebessert, daß Silvan auf dem Krabbelwagen beim Wagen-Patterning den Kopf nicht nur anheben, sondern auch gezielt nach beiden Seiten drehen kann. Mit der linken Hand kann Silvan inzwischen gezielt Gegenstände ergreifen, rechts benötigt er hierfür nach wie vor noch Unterstützung.

Besonders auffallend waren die Verbesserung der Augenbeweglichkeit und der Parallelstand der Augen, denn nur noch selten gerät jetzt das linke Auge in eine Innenschielstellung. Silvan kann inzwischen Gegenstände mit den Augen verfolgen. Er kann beide Augen in alle Richtungen bewegen, auch das linke Auge ganz nach links, was ihm vorher noch nicht möglich war.

Das Sprachverständnis hat sich soweit vergrößert, daß Silvan einfache, alltägliche Dinge aus seiner näheren Umgebung

versteht und entsprechend reagieren kann. Aufgrund seiner Reaktionen muß man davon ausgehen, daß er einfach strukturierte Inhalte nicht nur versteht, wenn er gezielt angesprochen wird, sondern auch, wenn Erwachsene in seiner Nähe sich miteinander unterhalten. Er lautiert inzwischen deutlich häufiger und auch gezielter, besonders, wenn er »Zwiesprache« mit Personen aus seiner Umgebung halten möchte.
Insgesamt ist Silvan sehr viel wacher und interessierter geworden. Auch registriert er zeitliche Zusammenhänge. So macht er z. B. während der Woche sehr gerne bei seinem Therapieprogramm mit, hält aber überhaupt nichts davon, auch am Wochenende zu üben (wobei er nicht ganz unrecht hat!). Silvan war kurz vor dem letzten Vorstellungstermin in einem Kinderspital zur Verlaufskontrolle. Der dortige Kollege äußerte sich sehr überrascht über die Fortschritte Silvans, die nach seinen Aussagen in allen Bereichen, besonders jedoch in bezug auf die Augenbeweglichkeit und optische Wahrnehmung stattgefunden haben.
Silvans Familie gehört zu den Familien, die schon längst liebend gern aktiv mit in die Förderung und Therapie ihres behinderten Kindes einbezogen worden wären. Statt dessen wurde bisher die Therapie von Therapeuten durchgeführt und zwar mit einer Therapiedauer von ungefähr zweieinhalb Stunden die Woche. Auch bei einer noch so ausgezeichneten Therapie kann man nicht erwarten, daß sich bei einer solch kurzen Therapiedauer nennenswerte Erfolge einstellen. Trotz ausdrücklichen Wunsches der Mutter wurde sie nicht von den das Kind betreuenden Therapeuten eingearbeitet. Den Unterschied in der Entwicklung zwischen dieser Vorgehensweise und dem ganzheitlichen Therapieansatz, bei dem die Eltern die Rolle des Co-Therapeuten übernehmen, sieht man deutlich, wenn man vergleicht, welche Fortschritte Silvan bereits nach neun Monaten intensiver Therapiemaßnahmen im Rahmen der Psychomotorischen Ganzheitstherapie gemacht hat. Silvans Mutter führt die Therapie mit Unterstützung von Familienangehörigen, z. B. ihrer Schwester und ihrer Mutter sowie etlichen Freunden der Familie, durch.

Dieses Engagement der einzelnen Familienmitglieder verhilft somit nicht nur Silvan zu einer optimalen Förderung und Therapie, sondern führt auch dazu, daß Silvan in das Leben der Großfamilie integriert wird.

... weitere fünf Monate später
Nachtrag: Daß wir mit Silvan auf dem richtigen Weg sind, sieht man erneut an seinen allerneuesten Fortschritten, denn er hat sich nicht nur beim Robben verbessert. Er ist sogar dazu in der Lage, mit dem Krabbelwagen alleine vorwärts zu krabbeln, wenn auch noch nicht im Kreuzmuster, und macht beim unterstützten Gehen schon recht gute Gehbewegungen. Sein Sprachverständnis beschränkt sich inzwischen nicht nur auf gegenständliche Ausdrücke, sondern umfaßt auch abstrakte Begriffe. Die Wortbedeutungen einiger Bildkarten sind ihm nun ebenfalls geläufig. Diese Fortschritte, hier nur kurz zusammengefaßt, berechtigen zu einem Optimismus, an den vor zwei Jahren noch nicht zu denken gewesen war (s. *Abb. 40, 41*).

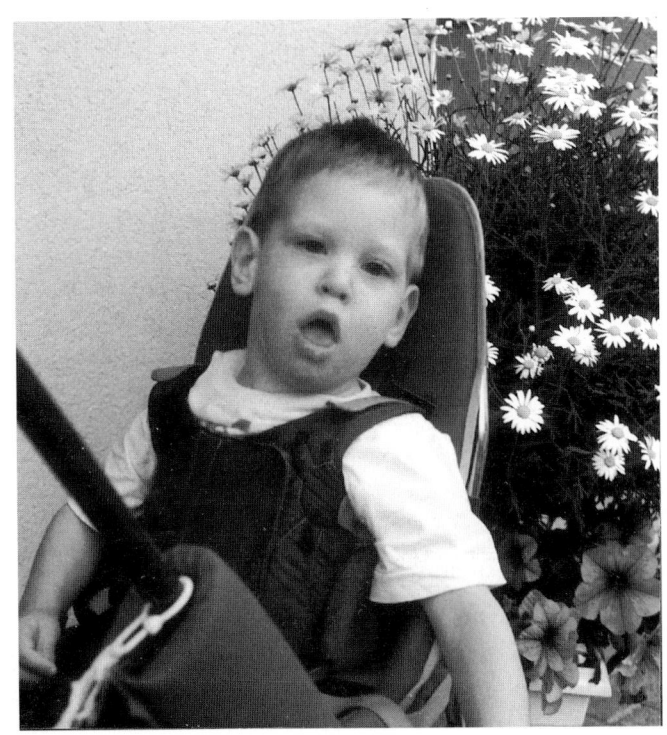

Abb. 40

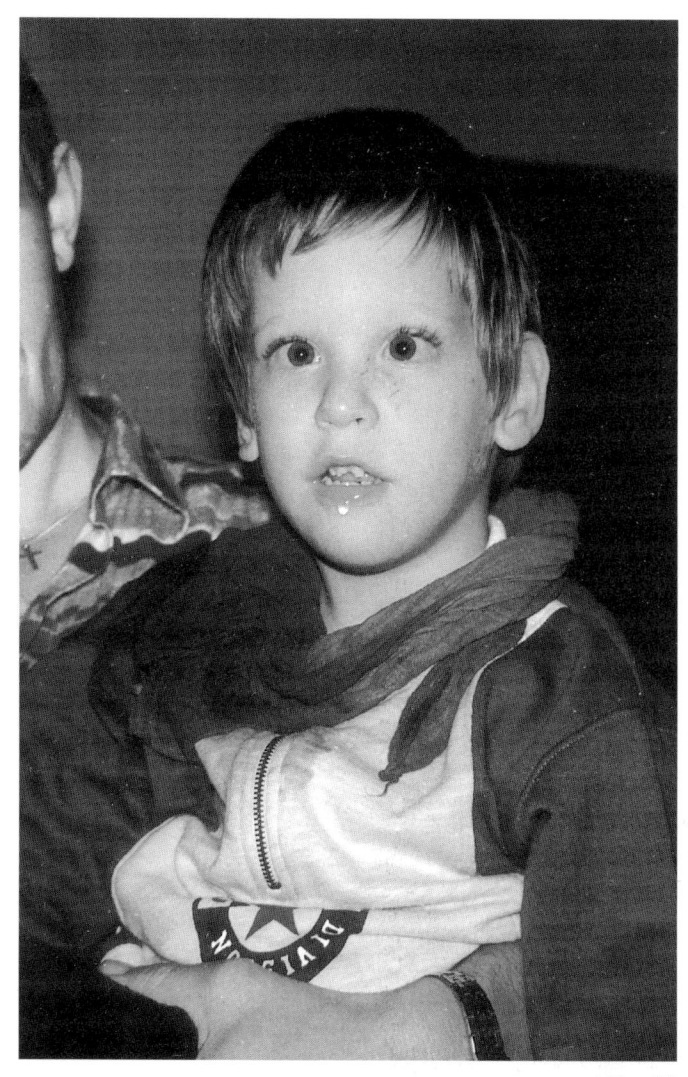

Abb. 41

Abb. 40 und 41: *Diese beiden Bilder zeigen Silvan im Juli 1995, circa ein halbes Jahr, bevor ich ihn kennenlernte, und heute. Nicht nur die Kopfhaltung, sondern auch der Ausdruck der Augen sprechen wohl Bände.*

6.9 Christine N.

26jährige Frau mit Zustand nach isoliertem Schädelhirntrauma

Frau N. wurde mit fast 26 Jahren als Fußgängerin von einem Auto angefahren. Neben mehreren Prellungen und Platzwunden erlitt sie ein Schädel-Hirn-Trauma. Eine Gehirnblutung konnte ausgeschlossen werden. Bei Frau N. war es zu einer tiefen Bewußtlosigkeit gekommen, die sich in der ersten Woche zumindest mehrmals kurz durchbrechen ließ. Anschließend wechselten die Phasen zwischen Ansprechbarkeit und Bewußtlosigkeit immer ab.

14 Tage nach dem Unfall konnte Frau N. in eine neurologische Klinik zur Frührehabilitation verlegt werden. Zu diesem Zeitpunkt bestanden nach Aussagen der Mutter noch ein stark auffälliges Gangbild sowie Einschränkungen des Kurzzeitgedächtnisses bei relativ unauffälligem Langzeitgedächtnis.

Erster Vorstellungstermin

In meiner Praxis stellte sich Frau N. vor, da sie in letzter Zeit keine weiteren Verbesserungen bemerkt hatte und der Meinung war, sowohl bezüglich ihrer Gedächtnisleistung, ihrer motorischen Geschicklichkeit als auch ihrer psychischen Belastbarkeit noch Schwierigkeiten zu haben.

Bei der Untersuchung zeigte sich, daß Frau N. auf dem Boden so gut wie nicht vorwärtsrobben konnte: Sie robbte, indem sie die Arme gleichzeitig und anschließend beide Beine gleichzeitig einsetzte und dies unter großen Mühen. Krabbeln im Kreuzmuster war möglich, Kreuzmuster-Gehen unter starker Konzentration auch. Hüpfen gelang ihr, der Hüpferlauf jedoch nur vollkommen unkoordiniert. Ansonsten war die Körperkoordination zwar eingeschränkt, jedoch nicht sofort ins Auge fallend gestört. Die gesamte Körperhaltung, besonders jedoch die Fußhaltung, war hypoton, hauptsächlich bei Müdigkeit. Im Alltag hatte Frau N. von seiten des Gleichgewichtes keine Probleme. Allerdings traten bei Drehbewegung des Kopfes oder auch beim Autofahren immer wieder Schwindelanfälle auf.

Die Handbeweglichkeit wie z.B. die Pronation/Supination oder auch die schnelle Daumen-Opposition waren unauffällig. Beim Schreiben zeigte sich dagegen eine stark verkrampfte Stifthaltung, die nach Aussagen der Mutter erst nach dem Unfall aufgetreten war. Bei längerem Schreiben wurde die Schrift immer kleiner. Im taktilen Bereich fanden sich keine Auffälligkeiten.

Das Sehvermögen war unauffällig. Die Kontrolle der Augenbeweglichkeit ergab rechts eine eingeschränkte Konvergenzreaktion, wobei nicht zu klären war, ob dies vor dem Unfallereignis bereits bestanden hatte. Allerdings ist dies zu vermuten, da sie bereits bei dem Sehtest zur Führerscheinprüfung mehrere Jahre vor dem Unfall kein räumliches Sehen zeigte. Die Dominanz lag auf dem linken Auge. Auch das linke Ohr war dominant, ansonsten unauffälliges Gehör und Sprachverständnis.

Bereits vor dem Unfall zeigte sich bei Frau N. eine relativ undeutliche Aussprache, eventuell aufgrund einer vorbestehenden Minimalen Cerebralen Dysfunktion (MCD). Nach dem Unfall hatte Frau N. zunächst massive Schwierigkeiten in der Aussprache. Inzwischen gelang es ihr, in Einzelgesprächen wieder relativ gut und deutlich zu sprechen. In Diskussionen mit mehreren Personen dagegen, besonders bei emotional gefärbten Themen, wurde ihre Aussprache so undeutlich, daß ihre Gesprächspartner sie kaum noch verstehen konnten.

Die eigentliche Intelligenz zeigte sich nach Aussagen von Frau N. selbst und auch nach Aussagen ihrer Mutter inzwischen wieder entsprechend der Situation von vor dem Unfall hergestellt. Lediglich bestanden noch Schwierigkeiten mit dem Kurzzeitgedächtnis.

Mit am gravierendsten wog die auch von Frau N. selbst bemängelnde Antriebsarmut, die sich immer noch nicht gebessert hatte. Von Beruf war Frau N. Serviererin in einer Kureinrichtung. Da sie zum Zeitpunkt des ersten Vorstellungstermines immer noch arbeitsunfähig geschrieben war, vertrödelte sie nach eigenen Angaben die meiste Zeit des Tages. Eine Wiederaufnahme der doch körperlich sehr anstrengenden Tätigkeit war allerdings zum damaligen Zeitpunkt noch nicht möglich. Diese Untätigkeit wurde dadurch noch verstärkt, daß Frau N. noch nicht wieder in ihre eigene Wohnung zurückgezogen war, sondern bei ihren Eltern lebte und sich somit von ihrer Mutter versorgen ließ. Wegen hin und wieder auftretender Halluzinationen riet ich zur Vorstellung bei einem Neurologen, der eine abwartende Haltung empfahl.

Das Therapie-programm Das Therapieprogramm beinhaltete Kreuzmusterübungen, allgemeine sportliche Betätigung als Empfehlung, wobei direkte Gleichgewichts- und Koordinationsübungen am Anfang von mir noch zurückgestellt wurden (Hinzunahme ab dem zweiten Vorstellungstermin). Als Handfunktionsübungen wurden die Fingerübungen nach PADOVAN eingesetzt. Zur Verbesserung der Rechts-Links-Wahrnehmung im Sehvermögen führte Frau N. die »liegende Acht« durch, wobei sie während dieses Bewegungsablaufes den Händen hinterherschauen sollte. Übungen zur Verbesserung der Lateralität im Bereich des Gehörs wurden noch zurückgestellt. Zur Verbesserung der Mundmotorik wurden noch weitere Übungen nach PADOVAN mit in das Programm aufgenommen. Auch wenn bei Frau N. im Vergleich zu vor dem Unfall keine Auffälligkeiten in der Intelligenz bestanden, empfahl ich, um die recht lang dauernde Zeit der Untätigkeit auszufüllen, Beschäftigungen, die ihr geistiges Interesse wecken sollten (Hirnleistungstraining, Erlernen von Fremdsprachen, »Hausaufgaben« durch den Frau N. ebenfalls betreuenden Ergotherapeuten). Ganz wichtig erschien es mir, nach und nach daraufhin zu wirken, daß Frau N. sich zunehmend mehr von der Rolle der Patientin lösen würde und wieder Eigenverantwortung zu übernehmen lernt. So regte ich an, daß sie sich im Haushalt ihrer Eltern eigene Arbeitsfelder schaffen sollte, um so ihre Mutter zu entlasten.

Therapieerfolge nach drei Monaten Frau N. kam mit dem Therapieprogramm ganz gut zurecht, empfand es anfangs allerdings als etwas anstrengend. Sie führte es zum Teil allein, zum Teil unter Anleitung und Unterstützung durch. Bereits zum nächsten Vorstellungstermin waren ihre Geschicklichkeit und ihre Körperhaltung deutlich besser geworden, was sowohl ihr selbst als auch ihrer Familie aufgefallen war. Man konnte beobachten, wie sich nach und nach sowohl die Kreuzmusterübungen verbesserten als auch die Koordinationsschwierigkeiten zurückgingen. Die Schrift und die Aussprache hatten sich ebenfalls verbessert. Somit hatten sich in den rein körperlichen Bereichen schon nach sehr kurzer Zeit positive Veränderungen eingestellt. Nur der Eigenantrieb war weiterhin noch stark geschwächt, wobei sich jedoch auch hierbei leichte positive Veränderungen zeigten, denn Frau N. hatte zumindest wieder begonnen, Bücher zu lesen und selbst festgestellt, daß ihr Konzentrationsvermögen zugenommen hatte.

Der letzte Vorstellungstermin, fast zwei Jahre nach Beginn mit der Psychomotorischen Ganzheitstherapie, ergab eine fast durchgehend ausgebildete Kreuzmusterreihe (Robben meistens im Kreuzmuster, nur selten im homolateralen Muster, Krabbeln, betontes Gehen und Hüpferlauf im Kreuzmuster). Die ganze Körperhaltung hatte sich gekräftigt und stabilisiert, die Schwierigkeiten im Gleichgewichtssystem hatten sich verringert, waren jedoch noch nicht ganz zum Verschwinden gebracht worden. Das Schriftbild blieb weiterhin stabil. Die Seitendominanz lag für das Gehör und das Sehvermögen immer noch auf der linken Seite. Da jedoch, wie der konsiliarisch hinzugezogene Neurologe bestätigte, bei Frau N. bereits vor dem Unfall leichte Teilleistungsstörungen bestanden hatten, halte ich es für am wahrscheinlichsten, daß diese Verlagerung der Dominanz auf die linke Seite bei Rechtshändigkeit nicht auf das Schädel-Hirn-Trauma zurückzuführen ist. Ob letztendlich für diese beiden Bereiche eine rechtsseitige Dominanz erreicht werden wird, oder ob man die gemischte Dominanz akzeptieren muß, kann zum jetzigen Zeitpunkt noch nicht beantwortet werden.

... nach zwei Jahren

Eine zu diesem Termin hinzugezogene Logopädin bestätigte, daß Frau N. aufgrund einer allgemeinen Hypotonie der Mundmuskulatur zu einer undeutlichen Aussprache neigt, wobei keine bestimmten Buchstaben besonders betroffen sind. Zusätzlich stellte sie noch fest, daß eine paradoxe

Atmung bei Frau N. dazu führte, daß sie gerade bei langen Sätzen in Luftnot geriet, sie darum noch schneller und demzufolge noch undeutlicher sprechen mußte. Die Logopädin ergänzte die ursprünglichen Mundfunktionsübungen und empfahl zusätzlich noch Atemübungen (s. *Abb. 29 S. 49*).
Aufgrund dieser positiven Entwicklung hatte Frau N. sich stabil genug gefühlt, wieder ihre alte Berufstätigkeit als Serviererin aufzunehmen, so daß in der Zwischenzeit eine stufenweise Wiedereingliederung angestrebt worden war. Leider konnte diese nicht erfolgreich abgeschlossen werden, da die Arbeit als Serviererin letztendlich wohl doch körperlich zu anstrengend für Frau N. ist, denn sie hatte auch schon vor dem Unfallereignis Schwierigkeiten bei der Arbeit. Es ist darum von Frau N. geplant, eine Rehabilitationsmaßnahme mit der Möglichkeit einer Umschulung durchzuführen. Auch wenn der Mißerfolg der stufenweisen Wiedereingliederung zunächst für alle eine Enttäuschung war, sehe ich jetzt dagegen die Chance für Frau N. im Rahmen dieser Rehabilitationsmaßnahme unter ähnlich Betroffenen und eventuell auch unter Gleichaltrigen mehr Selbständigkeit und Eigenständigkeit zu erlernen, da sie sich bis jetzt doch – auch nach eigenen Aussagen – ein wenig zu sehr auf die Unterstützung ihrer Eltern verlassen hatte.
Es wird entscheidend sein, daß Frau N. die Zeit vor dieser Rehamaßnahme dazu nutzt, ihr Therapieprogramm wieder intensiver einzuhalten, da dies doch während der Zeit der Berufstätigkeit relativ kurz gekommen ist.

6.10 Martin

Als Martin zum erstenmal in meiner Praxis vorgestellt wurde, war er dreieinhalb Jahre alt. Er lebte zu diesem Zeitpunkt seit ungefähr einem Jahr bei seiner Pflegefamilie. Aus diesem Grund ist über seine ersten Entwicklungsschritte so gut wie nichts bekannt. Man weiß nur, daß seine leibliche Mutter alkoholkrank ist und dies wohl auch schon während der Schwangerschaft mit Martin war, und daß er von ihr schwer vernachlässigt worden ist. Nach Aussagen des Kinderarztes, der Martin allerdings nur selten gesehen hatte, wurde mit dem Jungen in seiner Familie so gut wie nicht gesprochen. Er saß schon in kleinstem Alter stundenlang vor dem Fernseher. Martin konnte mit zweieinhalb Jahren zwei bis drei Einzelwörter sprechen, mehr nicht. Auch konnte er zum damaligen Zeitpunkt nicht mit ja oder nein antworten. In der ersten Zeit bei seiner Pflegefamilie machte er in der Sprachentwicklung recht gute Fortschritte. Während dieser Zeit erhielt er einmal pro Woche eine logopädische Therapieeinheit. Mit dreieinviertel Jahren kam Martin in den Kindergarten, wobei er nach nur sechs Wochen wieder vollständig aufgehört hatte zu sprechen. Da dies nach Aussagen der Pflegemutter auf das in diesem Kindergarten planungsoffene Konzept, welches mitunter eher planlos wirkte, zurückzuführen war, nahm seine Mutter ihn aus dem Kindergarten wieder heraus und ließ ihn zunächst daheim. Zu Hause fühlte er sich sichtlich wohler. Auch besserte sich daraufhin seine aktive Sprache allmählich wieder.

Kindergartenkind mit Teilleistungsstörungen und Sprachentwicklungsverzögerung

Bei seinem ersten Vorstellungstermin zeigte sich, daß Martin zwar frei gehen und auch rennen konnte (treppauf und treppab), aber nicht im Kreuzmuster robbte: Er setzte beide Arme gleichzeitig ein, die Beine so gut wie überhaupt nicht. Krabbeln gelang ihm im Kreuzmuster, betontes Gehen noch im homolateralen Muster. Von seiten des Gleichgewichtes und der Körperkoordination zeigten sich ansonsten jedoch keine Auffälligkeiten. Die Handfunktion war laut Entwicklungsgitter nach KIPHARD nur minimal eingeschränkt. So

Erster Vorstellungstermin

konnte er sich z. B. alleine an- und ausziehen, malte gegenständlich, konnte an einer Linie entlangschneiden und auch den Faden in eine Nadel einfädeln. Pinzettengriff war ihm möglich, beim Malen korrekte Haltung des Stiftes. Lediglich bestand eine deutliche Dysdiadochokinese, da er bei der Pronation/Supination noch sehr stark die Oberarme mitbewegte. Allerdings mußte dies zum damaligen Zeitpunkt unter Berücksichtigung des Alters nicht unbedingt als pathologisch gewertet werden, sondern lediglich als ein Hinweis gelten, auf die Handfunktion in der weiteren Entwicklung zu achten. Der Familie war sowohl im Alltagsleben ein vermindertes Schmerzempfinden bei Martin aufgefallen als sich auch bei dieser Untersuchung eine deutliche Hyposensiblität des ganzen Körpers herausstellte. Im Bereich des Sehvermögens und der Augenbeweglichkeit zeigten sich keine Auffälligkeiten. Das reine Gehör war ebenfalls unauffällig. Jedoch war eine deutliche Entwicklungsverzögerung im Bereich des Sprachverständnisses, besonders bei abstrakten Begriffen wie z. B. »kalt«, »müde« etc. festzustellen. Auch fiel auf, daß Martin von der akustischen Wahrnehmung her ähnlich klingende Wörter wie z. B. »Nagel« und »Nadel« oder auch »Beeren« und »Bären« nicht auseinanderhalten konnte. Die aktive Sprache beschränkte sich hauptsächlich auf Zwei-Wort-Sätze, ganz selten Drei-Wort-Sätze. Martin begann gerade zum damaligen Zeitpunkt, Fragen zu stellen. Die Mundfunktion war nur minimal im Sinne einer Hypotonie der Muskulatur eingeschränkt.

Kurz vor diesem Vorstellungstermin war bei Martin ein Intelligenztest durchgeführt worden, welcher eine altersentsprechende Intelligenz ergab. Dieses Ergebnis konnte von mir bestätigt werden. Sein Sozialverhalten war, obwohl sich Martin in dem ersten Kindergarten nicht gut hatte einleben können, altersentsprechend unauffällig. Er konnte sehr wohl offen auf andere Kinder zugehen und sogar mit diesen Gespräche beginnen. Insgesamt wirkte er aufgeschlossen, fröhlich und verständig. Da er jetzt vollständig in seiner Pflegefamilie lebte und dort über die große Schwester Kontakt zu anderen

Kindern hatte, sah ich keine Probleme darin, mit dem Kindergarten eine Weile zu pausieren und ihn zu einem späteren Zeitpunkt in einen anderen Kindergarten zu geben. Von Beratungsstellen am Ort war die Aufnahme in einen Sprachheilkindergarten empfohlen worden, wobei ich mich dafür aussprach, diese Entscheidung noch zurückzustellen, da in meinen Augen ein Regelkindergarten in diesem Fall sinnvoller erschien.

Das Therapieprogramm setzte sich zunächst aus Kreuzmusterbewegungen und Massage im Sinne des Setzens von taktilen Reizen zusammen. Auf Handfunktionsübungen verzichtete ich zunächst. Übungen zur Verbesserung des Sprachverständnisses hielt ich nicht für erforderlich, da ich davon ausgehen konnte, daß in der Familie auf jeden Fall viel mit Martin gesprochen wurde. Ebenfalls empfahl ich, spezielle logopädische Übungen noch zurückzustellen. *Das Therapieprogramm*

Bereits beim nächsten Vorstellungstermin, zweieinhalb Monate später, konnte Martin einwandfrei im Kreuzmuster robben, Kreuzmuster-Gehen war ihm allerdings noch nicht möglich. Auch die Hyposensibilität, die Handfunktion und das Sprachverständnis hatten sich deutlich verbessert. Ganz enorm hatte sich sein aktiver Sprachwortschatz vergrößert. Inzwischen war Martin in der Lage, sich in Vier-Wort-Sätzen auszudrücken. Dadurch fühlte ich mich in meiner Meinung, daß für Martin ein Sprachheilkindergarten nicht erforderlich werden würde, bestätigt. Um diese Frage mit einer Logopädin durchsprechen zu können, leitete ich für den darauffolgenden Vorstellungstermin eine logopädische Konsiliaruntersuchung in die Wege. *Therapieerfolge nach zweieinhalb Monaten*

Die bei dem darauffolgenden Termin anwesende Logopädin stellte ebenfalls fest, daß Martins Sprachentwicklung sich durch das Gesamtprogramm so weit gebessert hatte, daß ein Sprachheilkindergarten nicht erforderlich sei. Denn inzwischen sprach Martin recht gut, zum Teil in Fünf-Wort-Sätzen, mit Nebensätzen, Vergangenheitsform und mit korrektem Gebrauch der einzelnen Frageworte. Er konnte Erlebnisse berichten, Fragen beantworten, Gegensätze benennen und zeigte relativ wenig Aussprachefehler. Lediglich, vermutlich aufgrund der noch eingeschränkten akustischen Wahrnehmung, sprach er z. B. die Wörter »Nagel« und »Nadel« gleich aus. Auch die anderen Bereiche zeigten weitere Verbesserungen.

... nach einem Jahr Inzwischen ist Martin seit einem Jahr in meiner Behandlung. Er macht weiterhin einen fröhlichen, temperamentvollen und zufriedenen Eindruck. Mit viereinhalb Jahren spricht er auf dem Niveau, welches im Entwicklungsgitter nach KIPHARD einem Alter von fünfeinhalb Jahren zugeordnet wird. Auch wenn man berücksichtigt, daß die Altersangaben in diesem Entwicklungsgitter für Spätentwickler formuliert sind, kann man feststellen, daß Martin in seiner aktiven Sprache auf jeden Fall altersentsprechend reagiert. Eine gezielte logopädische Prüfung durch mich in bezug auf sämtliche Buchstaben in den verschiedensten Kombinationen ergab, daß er fast alle Buchstaben korrekt aussprechen konnte. Lediglich ein »G« in der Mitte eines Wortes sprach er als »D« aus. Und bei einem solch schweren Wort wie »Xylophon« lispelte er das »X«! Insofern kann man sehr wohl behaupten, daß bei Martin keine Hinweise mehr auf sprachliche Auffälligkeiten bestehen.

Die anderen Bereiche hatten sich ebenfalls normalisiert, denn nunmehr konnte Martin im Kreuzmuster robben, krabbeln und auch gehen mit Armgegenschwung. Beim Hüpferlauf hatte sich ein homolaterales Muster eingestellt. Die Handfunktion war laut Entwicklungsgitter noch altersentsprechend regelrecht, wobei am deutlichsten die verbliebene leichte Dysdiadochokinese auffiel, auch wenn diese sich im Vergleich zu dem Befund zwölf Monate vorher deutlich gebessert hatte. Nach Angaben der Mutter hatte Martin zusätzlich Schwierigkeiten beim Essen mit Messer und Gabel, die sich allerdings ebenfalls bereits verbessert hatten. Die Hyposensibilität hatte sich vollständig zurückgebildet. Probleme hatte Martin nur noch mit der Stereognosie von Holzfiguren. So kann man insgesamt die Entwicklung Martins als sehr erfreulich beurteilen. Um das Kreuzmuster noch vollständig anzubahnen und das Tastempfinden sowie die Handfunktion zu verbessern, wird ein Teil der Übungen beibehalten, jedoch nicht täglich, sondern lediglich zweimal pro Woche. Man kann davon ausgehen, daß Martin bis zur Einschulung seine Schwierigkeiten im Sinne minimaler Teilleistungsstörungen überwunden haben wird und sich seiner Veranlagung entsprechend positiv entwickeln kann.

6.11 Christoph

Christoph wurde in meiner Praxis vorgestellt, da sich bei ihm neben leichten motorischen Auffälligkeiten im Sinne von Koordinationsschwierigkeiten zunehmend stärker eine Rechtschreibschwäche und Konzentrationsschwäche herausstellte. Seine sonstigen schulischen Leistungen waren im mündlichen gut, denn er hatte auch in der zweiten Klasse des Gymnasiums, obwohl er vorzeitig eingeschult worden war, vom Verständnis und seiner Intelligenz her keine Probleme. Obwohl nach Aussagen der Mutter die Schwangerschaft und die Geburt unauffällig verliefen, kam es direkt nach der Geburt mehrfach zu »Überstreckungsreaktionen«. Daraufhin wurde vorübergehend Krankengymnastik durchgeführt. Ansonsten verlief sowohl die Säuglingszeit als auch die Entwicklung in der Kleinkindzeit unauffällig. Daran, ob Christoph im Kreuzmuster gerobbt ist, können sich die Eltern nicht erinnern. Gekrabbelt ist er im Kreuzmuster. Mit vierzehn Monaten konnte er frei laufen, und auch die Sprachentwicklung verlief regelrecht. Allerdings gab die Mutter an, daß Christoph in seinen Bewegungen immer etwas tolpatschig und ungeschickt gewirkt habe, besonders bei sportlichen Betätigungen. So hatte er z. B. recht große Schwierigkeiten beim Fahrrad fahren, Schwimmen, Ski fahren etc.

12jähriger Gymnasiast mit Rechtschreibschwäche im Sinne minimaler Teilleistungsstörungen

Bei der Untersuchung zeigten sich deutliche Kreuzmusterschwierigkeiten, denn Christoph konnte nur robben, indem er beide Arme und beide Beine gleichzeitig einsetzte. Krabbeln gelang ihm im Kreuzmuster. Kreuzmuster-Gehen gelang ihm nur unter größter Konzentration, nachdem er im homo-

Erster Vorstellungstermin

lateralen Muster begonnen hatte. Auch für die Durchführung des Hüpferlaufes mußte er sich enorm auf das entsprechende Bewegungsmuster konzentrieren.

Auffälligkeiten im Gleichgewichtssinn bestanden nicht. Die Handfunktion war in der Grobmotorik und der Feinmotorik ebenfalls beeinträchtigt. Die Dominanz hatte sich zwar verspätet auf die rechte Seite verlagert, aber zu diesem Zeitpunkt führte Christoph fast alle schwierigen Bewegungen mit der rechten Hand durch. Zum einen hatte Christoph Probleme beim Fangen von Bällen, zum anderen zeigte er eine Dysdiachokinese, die links deutlich stärker hervortrat als rechts. Die schnelle Daumen-Opposition war eingeschränkt, hauptsächlich bei der Opposition des Daumens nacheinander gegen die einzelnen Finger derselben Hand. Eine Hyposensibilität zeigte sich nicht, jedoch eine Einschränkung in der Stereognosie von Holzfiguren (links stärker als rechts). Es bestand eine deutliche Abweichung beim Finger-Finger-Versuch.

Das Sehvermögen war nach Ausgleich durch eine Brille bei Kurzsichtigkeit unauffällig. Allerdings lag die Dominanz auf dem linken Auge, so daß man Rechts-Links-Schwierigkeiten annehmen konnte. Gleiches galt für das Gehör, da hier die Dominanz noch wechselte. Auch bereitete ihm von der akustischen Wahrnehmung her häufig das genaue Analysieren von gehörten Wörtern Schwierigkeiten, so daß er ganz andere Wörter mit ähnlichem Klang als die tatsächlich diktierten niederschrieb. Die Sprache und die Intelligenz waren naturgemäß unauffällig.

Die Rechtschreibschwierigkeiten hatten bei Christoph keine Systematik. Es kam bei ihm nicht wie im Falle einer typischen Legasthenie zu Buchstabenverdrehungen. Auch schrieb er häufig ein und dasselbe Wort in einem Diktat zwei- bis dreimal verschieden. Die meisten Fehler machte Christoph jeweils im letzten Drittel eines Diktates. Gerade dies paßte zu den angegebenen Konzentrationsschwierigkeiten. Aus dem Gesamtbild heraus bestand somit der Verdacht, daß bei Christoph Kreuzmusterschwierigkeiten, Koordinationsprobleme und Wahrnehmungsstörungen im Sinne von

Rechts-Links-Schwierigkeiten als Ursachen für die Konzentrations- und somit Rechtschreibschwäche zu gelten hatten. Alleinige Konzentrationsübungen würden demnach nicht ausreichen.

Dementsprechend setzte ich die Therapieschwerpunkte auf Kreuzmusterübungen, Koordinationsübungen und Fingerübungen. Übungen zur Verbesserung der Wahrnehmung stellte ich noch zurück. *Das Therapieprogramm*

Unter diesem Übungsprogramm traten deutliche Verbesserungen auf, die zum Teil bereits bei dem ersten Kontrolltermin zwei Monate später sichtbar waren (z. B. Anbahnung der Kreuzmusterreihe, Verbesserung der Dysdiadochokinese und auch Verbesserung der Stereognosie). *Therapieerfolge nach zwei Monaten*

Nach nur einem halben Jahr, obwohl Christoph in der Zwischenzeit seine Übungen nicht immer regelmäßig und konsequent durchgeführt hatte, ergab sich folgendes Bild: Christoph konnte sicher und ohne überlegen zu müssen im Kreuzmuster robben, krabbeln, gehen sowie den Hüpferlauf korrekt durchführen. Seine gesamte Körpergeschicklichkeit hatte sich verbessert. Bei der Pronation/Supination bestanden so gut wie keine Hinweise mehr auf eine Dysdiadochokinese. Seine Fingerfertigkeit hatte sich sogar soweit verbessert, daß er nun begonnen hatte, Gitarre zu spielen. Auch im Bereich des Tastempfindens und der Eigenwahrnehmung zeigten sich nur noch minimale Auffälligkeiten. Die Seitendominanz im Sehvermögen und Gehör hatte sich allerdings noch nicht nach rechts verlagert. Auch die Unsicherheiten in der akustischen Wahrnehmung und exakte Analysierung eines diktierten Textes hatten sich verbessert, aber noch nicht ganz gegeben. Trotzdem waren auch in der Schule die ersten Erfolge sichtbar, denn Christoph neigte zwar weiterhin noch zu relativ vielen Rechtschreibfehlern. Jedoch waren diese von der Anzahl her deutlich geringer geworden und traten auch dann nur noch gehäuft auf, wenn Christoph seelisch unter Druck stand. Er konnte sich somit in allen schriftlichen Fächern verbessern. Da Christoph jetzt aufgrund seiner verbesserten Gesamtsituation Reserven besitzt, *... nach einem halben Jahr* sich beim Schreiben auch wirklich um die Rechtschreibung zu kümmern, empfahl ich, die wichtigsten Rechtschreibregeln mit ihm zu wiederholen. Denn erst jetzt ist er in der Lage, einen von ihm selbst geschriebenen Text sogleich beim Schreiben entsprechend zu analysieren. Daneben sollte Christoph ein Mini-Kreuzmusterprogramm (ein Durchgang pro Woche) zur Stabilisierung beibehalten. Ansonsten sollten zusätzlich nur noch Fingerübungen hinzugenommen werden.

Diese erfreuliche Entwicklung wird wohl noch weiter fortgesetzt werden und beschreibt eindrucksvoll, daß Teilleistungsstörungen sehr wohl zu beheben sind – das richtige Übungskonzept vorausgesetzt.

Beobachtungen 7

Leicht ließen sich noch mehr Beispiele anführen, bei denen sich bestätigt, daß sich mit einer gut durchstrukturierten Vorgehensweise sehr wohl Fortschritte erreichen lassen, die man anfänglich kaum erwartet hätte. Doch würde dies den Rahmen dieses Buches sprengen. So möchte ich im folgenden Kapitel lediglich Einzelbeobachtungen erwähnen, die mir im Laufe meiner Arbeit bei einzelnen oder mehreren Patienten aufgefallen sind:

7.1 Die taktil-kinästhetische Wahrnehmung in Wechselwirkung mit der Motorik

Durch ein reduziertes oder verfälschtes Tastempfinden – man erspürt schließlich nicht nur mit den Händen Tasteindrücke – ist auch ein Vorwärtskommen in Bauchlage, das sogenannte Robben, deutlich erschwert. Dies geschieht zusätzlich zu den Beeinträchtigungen in der Motorik und führt dazu, daß das Kind nicht oder kaum robben lernt. Hierdurch fehlen wiederum die Berührungsreize, durch die sich das Tastempfinden normalerweise weiter entwickelt hätte. Ein Circulus vitiosus entsteht. Um so wichtiger ist es, diesen Teufelskreis mit einem entsprechenden Übungsprogramm zu durchbrechen, das in einem solch gelagerten Fall eben nicht nur aus motorischen Übungen, sondern zusätzlich noch aus Tastübungen zusammengesetzt sein sollte *(Abb. 42)*.

Mangelndes Tastempfinden beeinträchtigt auch das Robben

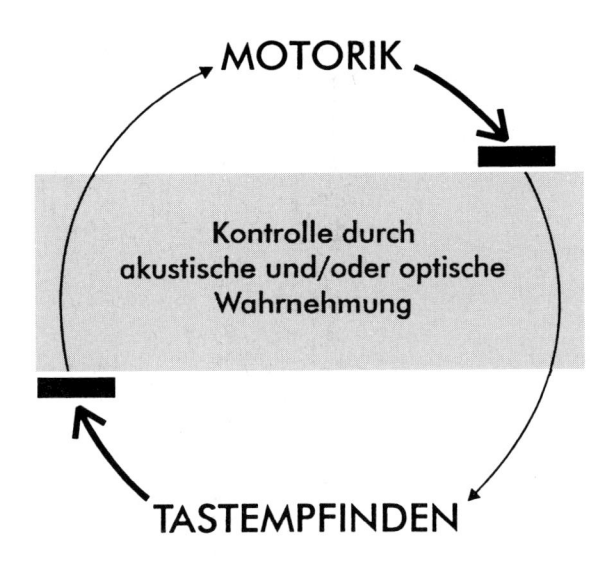

```
        MOTORIK
   ┌──────────────┐
   │ Kontrolle durch │
   │ akustische und/oder optische │
   │   Wahrnehmung   │
   └──────────────┘
      TASTEMPFINDEN
```

Abb. 42: Bei eingeschränktem Tastempfinden fehlen wichtige Informationen, die man zur Fortbewegung bzw. Handgeschicklichkeit benötigt. Kontrollmechanismen (Optik und Akustik) springen notdürftig ein. Eine fehlende Fortbewegung führt zu einer sekundären Einschränkung des Tastempfindens wegen mangelnder taktiler Reize. Bei mehrfach behinderten Patienten kommt es zu Mischformen, die es in der Therapie zu beachten gilt, damit kein Circulus vitiosus entsteht.

Auch schlechte Schrift oder Tolpatschigkeit können die Folge von mangelhaftem Tastempfinden sein

Gerade intelligente Kinder können sich selbst und ihre Umgebung über ihre tatsächlichen Schwierigkeiten im Tastempfinden hinwegtäuschen. So überspielen sie unbewußt gerne Schwierigkeiten in der Handgeschicklichkeit durch eine besonders gute optische Kontrolle der Bewegungen. Auch bei mangelnder Körperkoordination können diese Kinder z. B. Schwierigkeiten beim Rennen, Klettern oder Turnen bis zu einem gewissen Grad durch überlegtes Handeln ausgleichen. Jedoch führt dies insgesamt zu einer wesentlich größeren Anstrengung für das Kind. Zum Teil können eine besonders schlechte Schrift oder häufige Rechtschreibfehler oder auch eine gewisse Tolpatschigkeit in den Bewegungen hierauf zurückzuführen sein. Darum ist es mir sehr wichtig, daß das Tastempfinden nicht nur bei schwerbehinderten Kindern, sondern auch bei Kindern mit Teilleistungsstörungen ausgetestet wird und gezielt in das Übungsprogramm miteinbezogen wird. Selbstredend ist die Verbesserung des Tastempfindens auch bei Patienten anzustreben, die in ihrer intellektuellen Leistung eingeschränkt sind.

7.2 Der sinnvolle Einsatz von Kreuzmusterübungen

Inwieweit eine unvollständige Entwicklung der einzelnen Kreuzmusterbewegungen zu Schwierigkeiten in anderen Bereichen führen kann, ist eine immer noch kontrovers diskutierte Frage.

Was für mich am Anfang meiner Praxistätigkeit verwunderlich war, jetzt inzwischen jedoch zum festen Bestandteil meiner Arbeit gehört, ist folgendes: Bei entwicklungsauffälligen Kindern, ob man sie nun als Kinder mit einer Minimalen Cerebralen Dysfunktion (MCD) oder als Patienten mit minimalen Teilleistungsstörungen bezeichnet, findet man so gut wie immer Schwierigkeiten in den Kreuzmusterbewegungen (s. Kap. 6.1, 6.10 und 6.11, S. 71, 119, 123). Dasselbe gilt auch für Patienten mit einer geistigen Behinderung, die zwar frei laufen können, jedoch trotzdem noch Koordinationsschwierigkeiten haben. Robben gelingt entweder gar nicht, mit beiden Armen und Beinen nacheinander oder im homolateralen Muster. Krabbeln können diese Kinder meistens im Kreuzmuster. Kreuzmuster-Gehen ist wiederum selten korrekt möglich, meistens wird es im homolateralen Muster durchgeführt. Der Hüpferlauf gelingt so gut wie nie im Kreuzmuster. Gezielte Kreuzmusterübungen können bewirken, daß das Kreuzmuster angebahnt wird und sich allmählich herausbildet. **Allerdings reicht es nicht aus, lediglich, wie es häufig geschieht, isoliert das Kreuzmuster-Gehen zu trainieren. Von noch größerer Bedeutung ist das Einüben des Robbens im Kreuzmuster.** Parallel zu der daraus resultierenden Anbahnung der Kreuzmusterbewegungen zeigen sich Verbes-

Entwicklungsauffällige Kinder haben fast immer Schwierigkeiten mit Kreuzmusterbewegungen

serungen in den Bereichen, deretwegen diese Patienten mir ursprünglich vorgestellt worden sind. Es gibt in der Medizin zufällige zeitgleiche Ereignisse, die nichts miteinander zu tun haben. Das ist mir bekannt und wird von mir nicht vergessen. Doch so häufig wie ich diese Parallelität von Verbesserung der Kreuzmusterbewegung und der Verbesserung anderer Funktionen schon erlebt habe, kann dies kein Zufall mehr sein, auch wenn die genauen neuroanatomischen Zusammenhänge hierfür noch nicht bekannt sind. Aus diesem Grund arbeitet auch PADOVAN, eine vom Deutschen Logopädenverband anerkannte Logopädin und Lehrerin aus Brasilien, nur zweigleisig: Eigentliche logopädische Übungen werden durch Übungen, die die Kreuzmusterbewegung verbessern sollen, ergänzt. Dieses Konzept wird von ihr schon seit vielen Jahren mit Erfolg so angewandt und in entsprechenden Kursen an Logopäden und andere Therapeuten weitergegeben.

Kreuzmuster und Sprache

Der Grund zu Mißverständnissen in den Diskussionen ist meines Erachtens der, daß Skeptiker dieser Arbeitsweise nur auf das Krabbeln im Kreuzmuster und nicht auf die Gesamtbeurteilung bezüglich **des Robbens, des Krabbelns, des Kreuzmuster-Gehens und des Hüpferlaufes** (s. *Abb. 43–46*) achten. Denn immer wieder wird mir vorgehalten, daß Kinder mit minimalen Teilleistungsstörungen keine Auffälligkeiten im Krabbeln gezeigt hätten. Gerade diese Beobachtung wird von mir geteilt. Allerdings stelle ich bei diesen Kindern sehr wohl Defizite im Kreuzmuster-Robben, im Kreuzmuster-Gehen und/ oder oder im Hüpferlauf fest. Verweisen möchte ich diesbezüglich auf die von mir in Kapitel 6 beschriebenen Fallbeispiele (s. Kap. 6.1, 6.10 und 6.11, S. 71, 119, 123). Diese Beispiele stellen keine Ausnahme dar, sondern sind immer wieder in meiner Praxis nachzuvollziehen.

Vollständige Kreuzmusterreihe

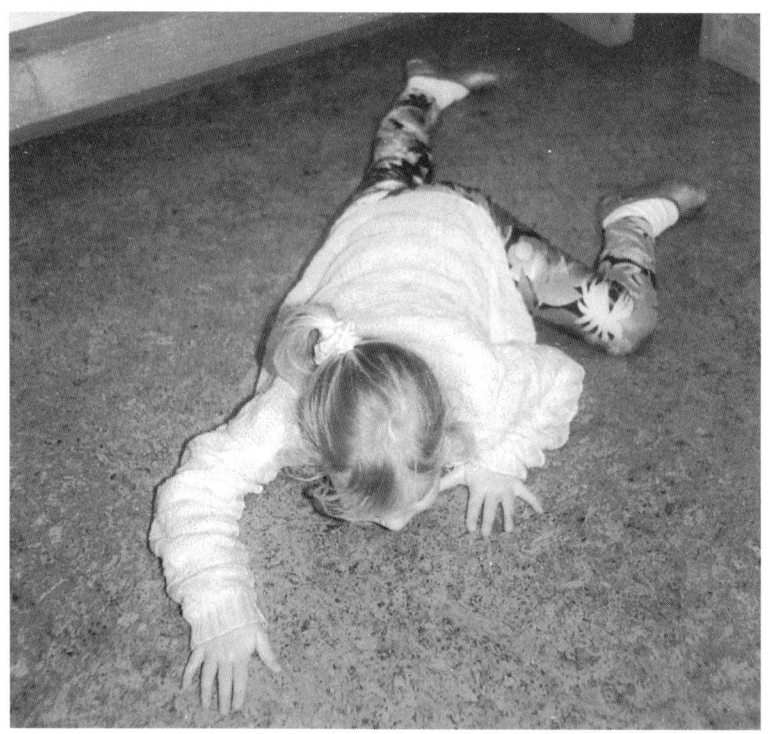

Abb. 43

Abb. 44

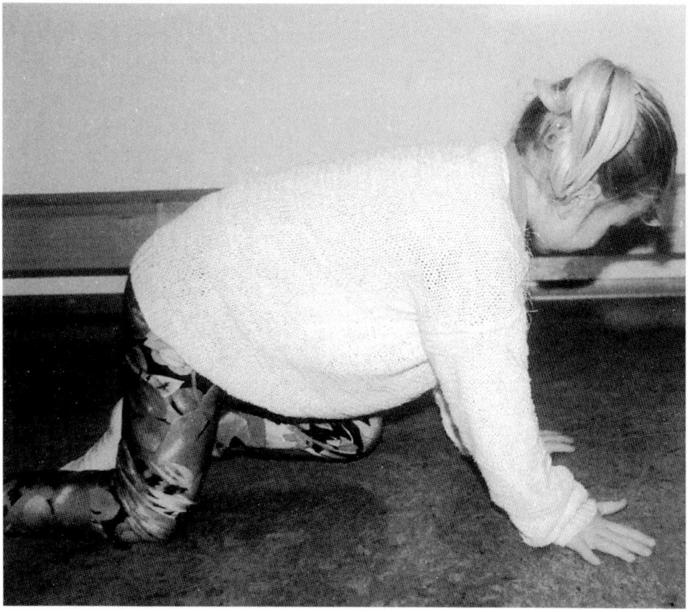

Abb. 43 und 44: Ein neurologisch unauffälliges Kind von fünf Jahren beim Robben und Krabbeln im Kreuzmuster.

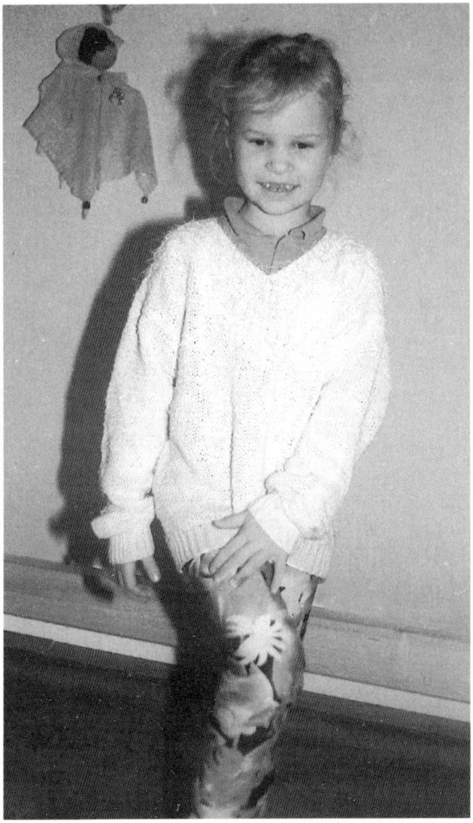

Abb. 45

Abb. 45 und 46: *Das Kind von voriger Seite beim Kreuzmuster-Gehen (Gehen mit Armgegenschwung) und beim Hüpferlauf (Hüpfen mit Armgegenschwung).*

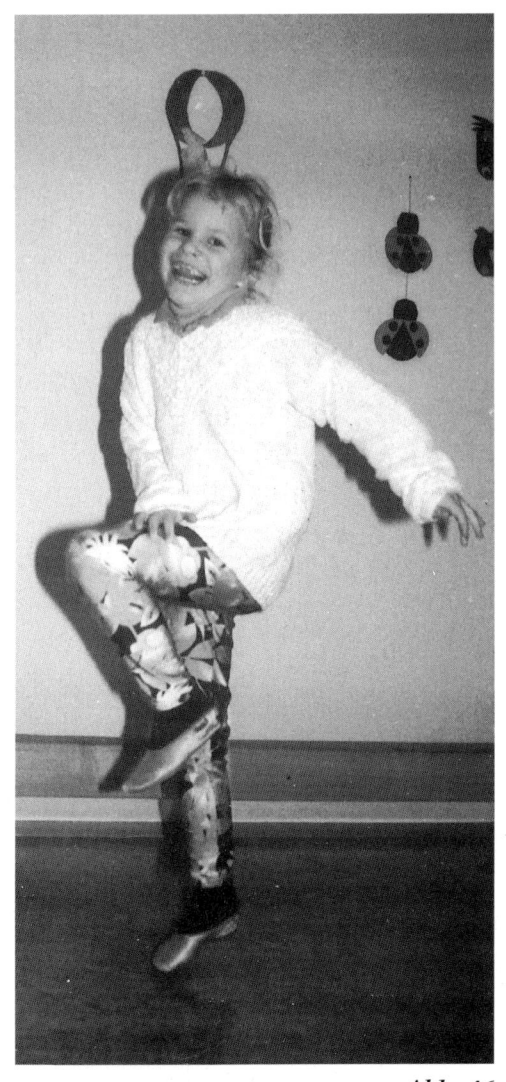

Abb. 46

Auf den folgenden Seiten sind Photographien zu sehen von Kindern, die, obwohl sie frei laufen können, keine durchgehende Kreuzmusterreihe – Robben, Krabbeln, Kreuzmuster-Gehen und Hüpferlauf – zeigen. Zusätzlich bestehen bei diesen Kindern noch Probleme in anderen Bereichen, in ganz unterschiedlicher Ausprägung und Kombination *(Abb. 47–55).*

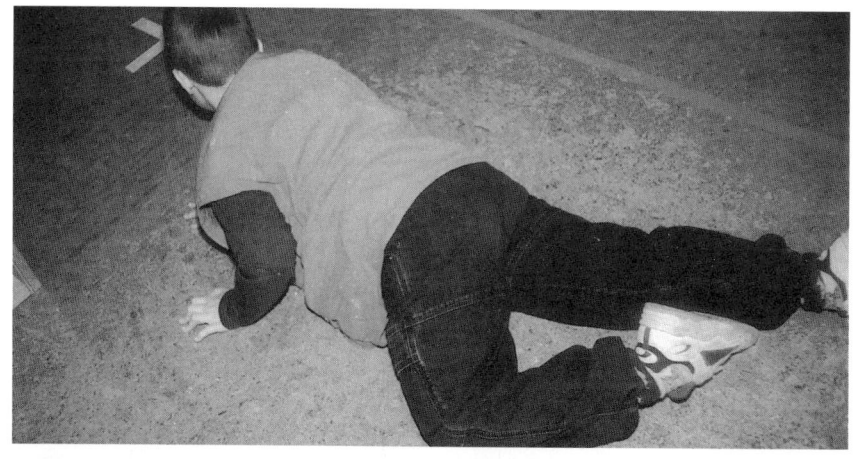

Abb. 47

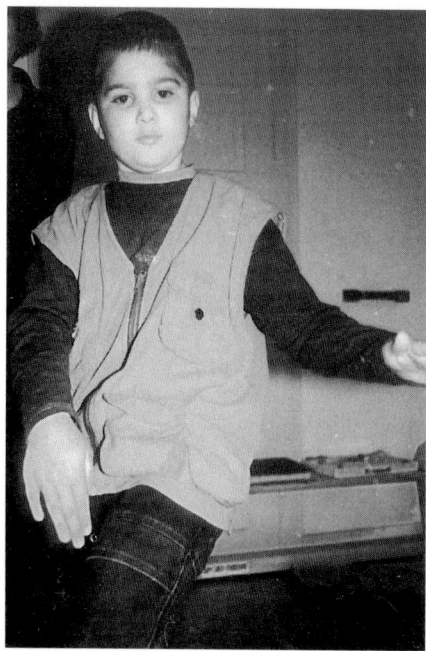

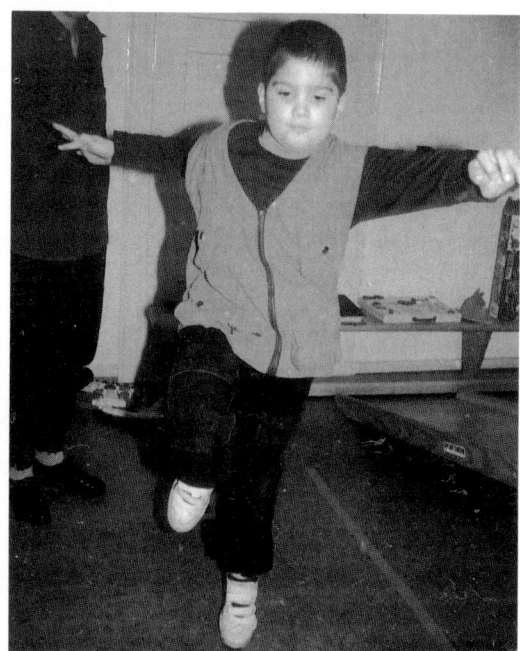

Abb. 48 *Abb. 49*

Abb. 47–49: *7-jähriger Junge mit einer psychomotorischen Retardierung und unvollständiger Kreuzmusterreihe: Robben inzwischen im Wechsel von homolateralem und gekreuztem Muster (zwei Monate zuvor kein alternierender Einsatz von Armen und Beinen möglich), Krabbeln und Gehen im Kreuzmuster (letzteres zwei Monate vorher noch im homolateralen Muster), Hüpferlauf ansatzweise im Kreuzmuster (zwei Monate zuvor nur mit einem Bein möglich).*

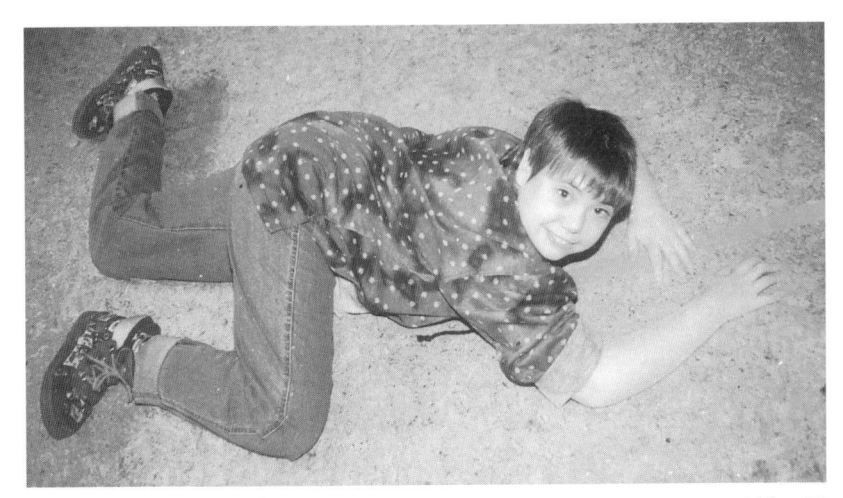

Abb. 50

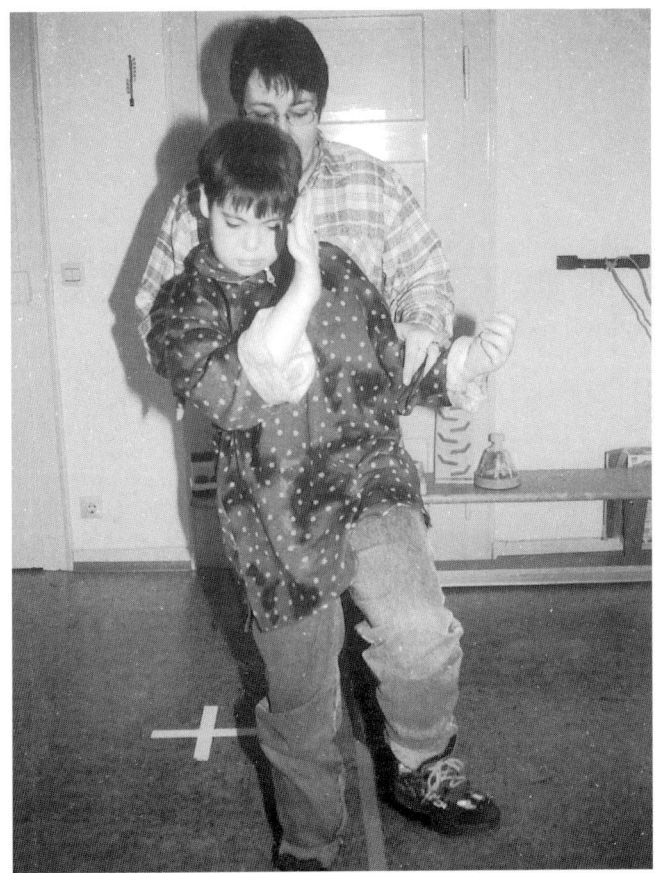

Abb. 51

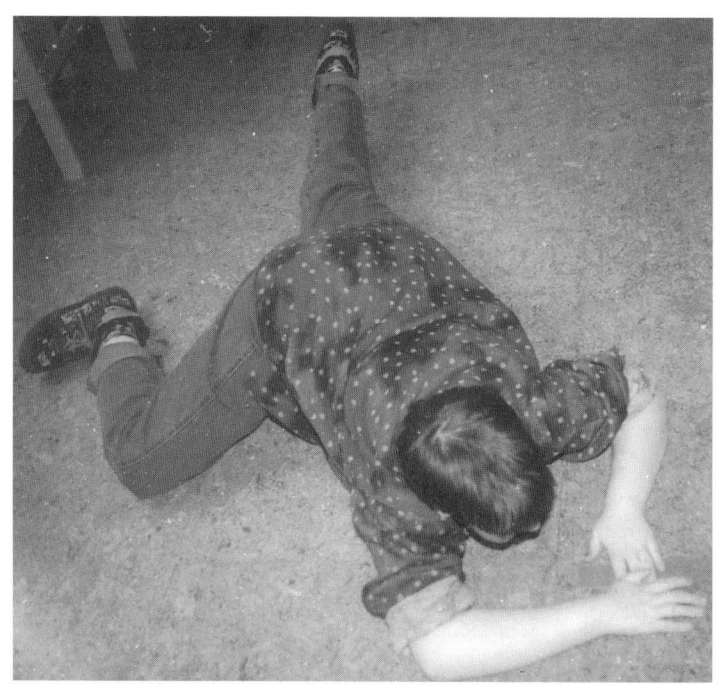

Abb. 52 ▲ *Abb. 53* ▼

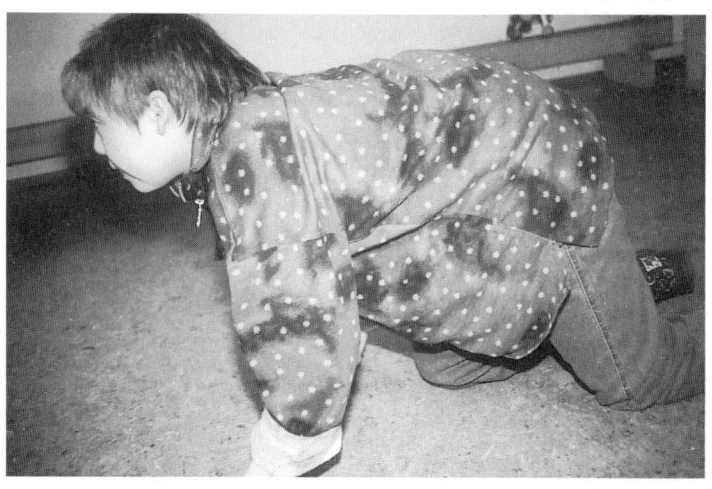

Abb. 50–53: *Auch hier zeigt sich bei einem Mädchen mit psychomotorischer Retardierung eine unvollständige Kreuzmusterreihe. Inzwischen wechselt das Robben ab zwischen homolateralem und gekreuztem Muster, Krabbeln im Kreuzmuster und betontes Gehen ebenfalls (zum Verlauf s. Kap. 6.4)*

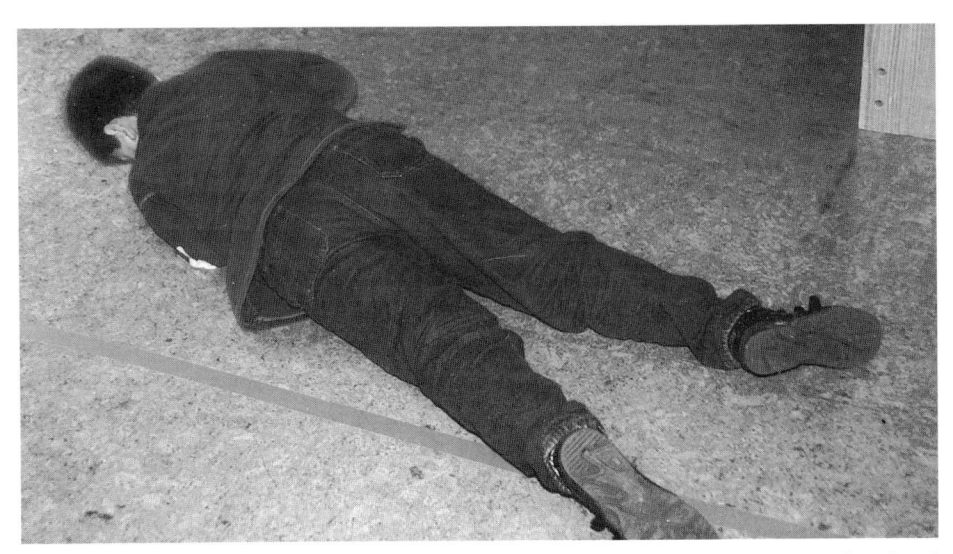

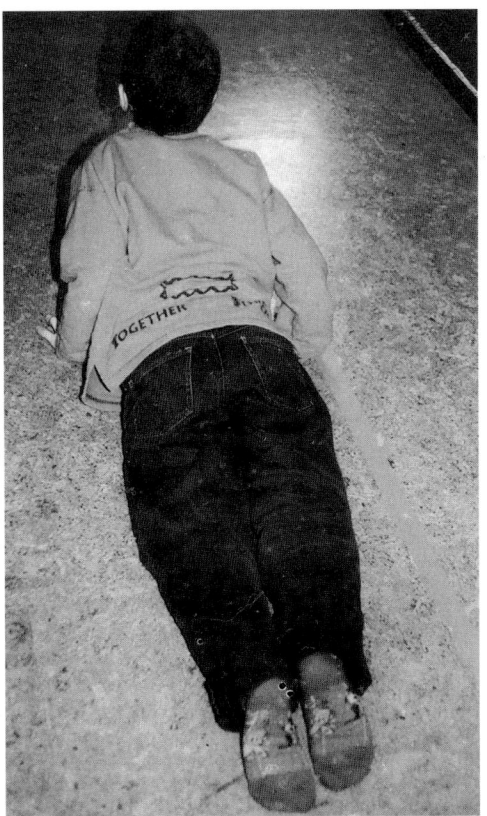

Abb. 54: *9-jähriger Junge aus dem Regelschulbereich mit Konzentrationsschwierigkeiten, Wahrnehmungsstörungen, einer Dysdiadochokinese und unvollständiger Kreuzmusterreihe bei altersentsprechender Intelligenz. Hier ist er zu sehen beim Robben: Beide Arme werden gleichzeitig eingesetzt und danach beide Beine, ohne diese jedoch anzuwinkeln. Krabbeln, betontes Gehen und Hüpferlauf im Kreuzmuster möglich (nicht abgebildet).*

Abb. 55: *6-jähriger Junge aus einem Regelkindergarten mit Wahrnehmungsstörungen, einer Dysdiadochokinese und Koordinationsproblemen, aber altersentsprechender Intelligenz, zeigt eine unvollständige Kreuzmusterreihe: Robben, indem er beide Arme gleichzeitig und die Beine überhaupt nicht einsetzt, Krabbeln und betontes Gehen im Kreuzmuster möglich, Hüpferlauf auch, aber nur mit großer Konzentration (nicht abgebildet).*

Bei den meisten Kindern mit minimalen Teilleistungsstörungen geben die Eltern an, daß sie entweder nicht oder nur sehr kurz gerobbt seien. Auch wenn heutzutage, wie ich in Kapitel 2 dargelegt habe, akzeptiert wird, daß Kinder auf dem Weg zum Laufenlernen keine bestimmte Reihenfolge einhalten müssen, finden sich somit immer wieder Hinweise, daß doch die Phasen des Robbens und des Krabbelns durchlaufen werden sollten. Denn Kinder, die ohne später irgendwelche Auffälligkeiten zu zeigen, das Robben oder das Krabbeln ausgelassen haben, sind zumindest in der Lage, dies korrekt durchzuführen. Dies ist der Unterschied zu Kindern mit einer MCD bzw. einer minimalen Teilleistungsstörung, die ebenfalls das Robben und Krabbeln ausgelassen haben, aber es anschließend als ältere Kinder eben nicht einwandfrei durchführen können.

7.3 Die Bedeutung des frühen Erkennens von Entwicklungsauffälligkeiten

Die Entscheidung zu treffen, ob es sich bei einem Kind um einen sogenannten »Spätentwickler« oder um ein Kind mit leichten, aber bleibenden Auffälligkeiten handelt, ist nicht immer leicht. Die Symptomatik dieser Kinder wird mit dem Begriff Minimale Cerebrale Dysfunktion (MCD), der in jüngster Zeit jedoch recht häufig durch den Begriff Teilleistungsstörung abgelöst worden ist, bezeichnet. Bewährt hat sich auch in dieser Frage die Beurteilung der Fähigkeit, Kreuzmusterbewegungen aufbauen zu können. So ist es ein großer Unterschied, ob ein Kind, welches sich z.B. in der sprachlichen Entwicklung nicht altersentsprechend verhält, gleichzeitig auch in anderen Bereichen Auffälligkeiten zeigt oder nicht. Ist die Wahrnehmung in allen Bereichen unauffällig, die Körpermotorik ebenso wie die Handfunktion altersentsprechend regelrecht und zeigt das Kind sowohl beim Robben, Krabbeln als auch beim betonten Gehen ein Kreuzmuster, empfehle ich, dieses Kind zunächst lediglich weiter zu beobachten. Hilfreich sind neben diesen Beobachtungen noch die sogenannten »Meilensteine«, die z. B. von der Fähigkeit mit zwei Jahren einen Zwei-Wort-Satz sprechen zu können, ausgehen. Hat dieses Kind jedoch zusätzlich zu den Sprachschwierigkeiten noch Auffälligkeiten in anderen Bereichen, auch wenn lediglich die Kreuzmusterbewegungen gestört sind, empfehle ich den Beginn einer Therapie. Es ist hierbei zu berücksichtigen, welche Kreuzmusterbewegungen eingeschränkt sind. Denn während das Robben im Kreuzmuster bereits beim Kleinkind vorhanden sein sollte, ist der Hüpferlauf für dieses Alter noch zu schwierig. Vorhandenes Kreuzmuster beim Robben, Krabbeln und auch beim betonten Gehen kann sehr wohl bedeuten, daß sich der Hüpferlauf erst ab einem Alter von fünf Jahren von allein herausbildet, ohne daß dies als auffällig zu werten wäre. Rein theoretisch gehen die Überlegungen zunehmend mehr dahin, möglichst früh therapeutisch einzugreifen. Die Umsetzung dieser Überlegungen in die Praxis scheitert jedoch häufig. Reaktionen auf Entwicklungsauffälligkeiten sind jeweils sehr unterschiedlich. Die von mir erfahrenen Extreme reichen von der absolut fehlenden Akzeptanz der Empfehlungen von Fachleuten durch die Eltern bis hin zum anderen Extrem, daß nämlich Eltern Fachleuten einen begründeten Verdacht vortragen und lediglich hören, bei ihrem Kind handle es sich um einen »Spätentwickler«, somit kein Grund zur Besorgnis und auch kein Anlaß zur Therapie gegeben sei. Erst, wenn es dann um die Frage der Einschulung geht, werden die tatsächlichen Defizite bemerkt, wobei es zu diesem Zeitpunkt sehr viel schwieriger ist, therapeutisch mit Erfolg einzugreifen als es vorher gewesen wäre. Es werden mir immer wieder Kinder vorgestellt, bei denen schon länger bestimmte Auffälligkeiten bekannt sind, die jedoch erst in der dritten Klasse solche Schwierigkeiten bekommen, daß jetzt die Lehrer die Eltern darauf aufmerksam machen, »es müsse unbedingt etwas

Wichtig ist eine möglichst frühe, genaue Untersuchung bei Entwicklungsauffälligkeiten

getan werden«. Zwischen diesen beiden Extremen stehen die vielen Kinder, die so leichte Entwicklungsauffälligkeiten bzw. Teilleistungsstörungen zeigen, daß diese von der Umgebung kaum bemerkt werden, aber in der Schule sehr wohl zu deutlichen Schulschwierigkeiten führen können. In allen diesen Fällen hätte ein rechtzeitiges Erkennen und Handeln den Kindern und ihren Familien sehr viel Kummer und unnötige Frustrationen ersparen können, auch wenn es längst nicht immer gelingt, Schulschwierigkeiten im Sinne einer Legasthenie mit Lese-Rechtschreibschwierigkeiten oder auch Dyskalkulie vollkommen in den Griff zu bekommen. Auch Teilfortschritte erleichtern den betroffenen Kindern und ihren Familien den schulischen Alltag deutlich.

7.4 Legasthenie – nicht nur ein pädagogisches, sondern auch ein medizinisches Problem

Zwar ist das Problem der Legasthenie seit mehr als hundert Jahren bekannt. Da es jedoch immer noch viel zu selten in die schulische Beurteilung miteinbezogen wird und somit in sehr vielen Fällen ein konsequentes didaktisches und therapeutisches Vorgehen fehlt, möchte ich in dem folgenden Absatz näher auf diese Problematik eingehen.
Der Begriff Legasthenie bedeutet übersetzt »Leseschwäche«. Er wird allerdings heutzutage sowohl für eine Leseschwäche als auch eine Rechtschreibschwäche als auch eine Dyskalkulie oder eine Kombination dieser Erscheinungsformen benutzt. Auch wenn es sehr vereinfacht ist, meine ich, daß immer dann der Verdacht auf eine Legasthenie geäußert und abgeklärt werden muß, wenn ein Kind Schwierigkeiten beim Lesen, Schreiben und/oder beim Rechnen hat, in den anderen Schulfächern aber gute Leistungen zeigt, somit diese Schwierigkeiten nicht auf eine verminderte Intelligenz zu-

rückzuführen sind. Diese Beurteilung muß sehr sorgfältig geprüft werden, denn ein Legastheniker gerät sehr schnell in Gefahr, falsch eingeschätzt und somit als minder intelligent betrachtet zu werden, was für seine weitere Entwicklung fatale Folgen haben kann. In der Schule fallen diese Kinder mit ihren Problemen meistens gegen Ende der zweiten Klasse oder zu Beginn der dritten Klasse auf. Fragt man dann jedoch genau nach, können die Eltern bestimmte Auffälligkeiten in der früheren Entwicklung angeben, wie z. B. andere Entwicklungsverzögerungen, allgemeine Sprachschwierigkeiten, Koordinationsschwierigkeiten oder auch nur eine isolierte Rechts-Links-Unsicherheit mit fehlendem Vermögen, die Kreuzmusterreihe (Robben, Krabbeln, Kreuzmuster-Gehen, Hüpferlauf) komplett durchführen zu können. Auch sind dies häufig Kinder, die bereits in der ersten Klasse trotz normaler Intelligenz extrem lange für ihre Hausaufgaben benötigen.

Nicht jede Form der Legasthenie gleicht der anderen. Die einen Kinder haben eher im optischen Bereich eine Wahrnehmungs- bzw. Differenzierungsschwäche, die anderen mehr im akustischen Bereich.

Auch eine Legasthenie sollte ganzheitlich behandelt werden

Angenommen, ein Kind wird im dritten Schuljahr als Legastheniker erkannt, muß man davon ausgehen, daß zwei Schuljahre gerade in dessen Problembereichen an ihm »vorbei gerauscht« sind. Insofern hat es keinen Sinn, z. B. Diktate zu pauken und zu pauken. Hier muß der allgemeine Schulstoff von vorne, von den Anfangsgrundlagen her, erneut systematisch vermittelt werden und zwar durch einen speziell auf Legastheniker abgestimmten Unterricht, sei es über die eingearbeiteten Eltern, über Fachlehrer oder über seriöse Legasthenie-Institute. Gleichzeitig ist es jedoch unbedingt nötig, die Wahrnehmungsschwierigkeiten, die Koordinationsschwierigkeiten und die Rechts-Links-Unsicherheit über ein entsprechend ganzheitliches Therapieprogramm zu verbessern. Nur so können zufriedenstellende Erfolge erzielt werden, wobei sich alle Betroffenen darauf einstellen sollten, daß dies ein Prozeß ist, der über Jahre dauern kann. Aus diesem Grund beziehe ich regelmäßig die zuständigen Klassenlehrer – natürlich nur nach Absprache mit der Familie – mit ein. Denn ein Legastheniker benötigt Verständnis von allen Seiten – von der Familie und von der Schule –, gerade da bei diesen Kindern das Selbstvertrauen meistens sehr in Mitleidenschaft gezogen worden ist. Auf weitere Aspekte der Legasthenie möchte ich an dieser Stelle nicht eingehen, da es hierfür inzwischen ausreichend und ausführliche weiterführende Literatur gibt.

7.5 Konzentrationsschwäche – ein Sammelbegriff

Konzentrationsschwäche ist bei Patienten mit Hirnfunktionsstörungen ein weitverbreitetes Phänomen. Allerdings muß man auch hier sehr genau unterscheiden, welche Ursache zu diesem Symptom geführt hat. Auf der einen Seite zeigen gerade Patienten mit einer geistigen Retardierung mehr oder weniger starke Schwierigkeiten, sich längere Zeit auf ein und dieselbe Beschäftigung konzentrieren zu können. Der Umkehrschluß, daß nämlich Kinder, die sich nicht konzentrieren können, weniger intelligent seien, ist fatal, wird jedoch viel zu häufig getätigt. Hat ein Kind Probleme mit der optischen bzw. mit der akustischen Wahrnehmung, die nicht entdeckt worden sind, muß es sehr viel mehr an Konzentrationsvermögen für die gleiche Leistung aufbringen als ein unauffälliges Kind. Das bedeutet, daß dieses Kind trotz guten Konzentrationsvermögens bei größerer Beanspruchung sehr viel schneller ermüdet als andere Gleichaltrige und somit sehr schnell als konzentrationsschwach eingeordnet wird. Neigt es dazu, bei nachlassendem Leistungsvermögen nervös zu werden oder eventuell auch zu kaspern, ist schnell das Etikett »Hyperaktivität« gegeben. Ich brauche wohl nicht näher darauf einzugehen, was ich davon halte, ein solches Kind mit beruhigenden Medikamenten zu therapieren. Man würde ein

Kinder mit Wahrnehmungsproblemen werden oft als konzentrationsschwach eingestuft

Symptom therapieren, ganz an der zugrundeliegenden Ursache vorbei. Dementsprechend gering sind die Erfolge. Es ist diesbezüglich wichtig zu wissen, daß es sehr wohl bei regelrechtem Hörvermögen zu akustischen Wahrnehmungsstörungen und bei regelrechter Sehschärfe zu optischen Wahrnehmungsstörungen kommen kann. Ähnliche Überlegungen wie in bezug auf die optische oder akustische Wahrnehmung gelten für Kinder, die ein eingeschränktes Tastempfinden zeigen. Diese Kinder müssen u. a. beim Schreiben, Malen, Basteln etc. die Stifthaltung ständig durch die optische Wahrnehmung kontrollieren, so daß es hierdurch zu einer Überforderung kommen kann (s. *Abb. 42, S. 128*).

Gleichgewichts- und Koordinationsstörungen können die Konzentration behindern

Ebenfalls muß man davon ausgehen, daß Probleme von seiten des Gleichgewichts bzw. der Körperkoordination die aufrechte Sitzhaltung erschweren, so daß auch dies negative Auswirkungen auf die Konzentrationsleistung an sich haben kann.

Leicht zu verstehen ist in meinen Augen, daß solche Konzentrationsschwierigkeiten, die aufgrund von Schwierigkeiten in den einzelnen Wahrnehmungsbereichen entstanden sind, eine vorhandene Veranlagung zur Legasthenie verstärken können.

7.6 Sehschärfenbestimmung, ein leider oft vernachlässigtes Detail

Bei mehreren Vorsorgeuntersuchungen im Kindesalter sind aus gutem Grund Sehtests vorgesehen. Diese Sehtests sind bei körperbehinderten und geistig behinderten Kindern nur selten mit den üblichen Sehtafeln durchzuführen. Leider unterbleibt noch viel zu häufig die Weiterleitung solcher Patienten zu einem Augenarzt, der in den allermeisten Fällen ohne große Mühe eine sogenannte Refraktometrie durchführen kann. Erforderlich hierfür ist das vorherige Weittropfen der Pupillen. Die Untersuchung selbst dauert nur wenige Sekunden und ist problemlos durchzuführen. Hinzu kommt noch, daß gerade in von Laien geschriebener Literatur sehr gerne gegen dieses Weittropfen der Pupillen polemisiert wird, da hierdurch tatsächlich für mehrere Tage das Sehvermögen eingeschränkt wird und auch eine Lichtüberempfindlichkeit besteht. Jedoch ist es in meinen Augen nicht einzusehen, warum wegen dieser lediglich ein paar Tage dauernden Beeinträchtigung des Sehvermögens auf ein Ausgleichen einer eventuell vorhandenen Sehunschärfe verzichtet werden soll. Gerade Kinder, bei denen man durch die verschiedensten Übungen Verbesserungen in allen Wahrnehmungsbereichen erreichen möchte, sollten unbedingt eine gute Sehschärfe, zur Not erreicht durch die Korrektur mit einer Brille, besitzen.

Auf die Untersuchung der Sehschärfe sollte nicht verzichtet werden

7.7 Schielen als Symptom mit unterschiedlichen Ursachen

Sehr viele hirngeschädigte Kinder zeigen eine Schielstellung der Augen, meistens eine Innenschielstellung entweder eines Auges oder beider Augen. So wie es bei Kindern, deren Gehirnfunktion nicht beeinträchtigt ist, zu einem Schielen aufgrund unterschiedlicher Länge der Augenmuskeln kommen kann, ist dies auch bei hirngeschädigten Kindern möglich. Jedoch findet man hier sehr viel häufiger eine Schielstellung aufgrund einer zentralen Schädigung. Während im ersteren Fall bei einem hirngeschädigten Kind kein Unterschied in der Versorgung zu einem gesunden Kind gemacht werden sollte, also auch in diesem Fall eine Operation zu empfehlen sein kann, bietet es sich für den zweiten Fall an, die Augenbeweglichkeit mit bestimmten Übungen zu verbessern. Ob gleichzeitig ein Okklusionsverband zu empfehlen ist oder nicht, sollte ein Augenarzt entscheiden. Die Übungen zur Verbesserung der Augenbeweglichkeit können in sehr vielen Fällen fast oder komplett zu einem Parallelstand der Augen führen, was durch eine Operation, da hierdurch die neuronale bzw.

zentrale Schädigung nicht verbessert werden kann, nicht zu erreichen ist (s. *Abb. 25*, S. 40 und Kap. 6.8, S. 107).

7.8 Die Belastung durch Therapeutenbesuche im Vergleich zur Belastung durch ein Heimprogramm

Die Mehrzahl der Familien gibt an, daß zwar jetzt im Rahmen der Psychomotorischen Ganzheitstherapie die Therapiezeit pro Tag deutlich höher ist als früher. Die Belastung bzw. der Streß und die Hektik haben durch die klare Strukturierung der Therapie jedoch abgenommen. Auch berichten mir immer wieder Eltern, daß sie im Laufe der Zeit sehr viel selbstbewußter und sicherer in der Entscheidung geworden sind, was richtig ist für ihr Kind und was nicht,

Keiner meiner Patienten hat seine Schwierigkeiten nur in einem Bereich. Dies bedeutet, daß die meisten vorher bei mehreren Therapeuten nebeneinander in Behandlung waren. In einem solchen Fall können schon einmal vier bis fünf Therapeutenbesuche pro Woche zusammenkommen. Jeder Therapeut hält naturgemäß seine eigenen Übungen für die wichtigsten und erwartet, daß diese daheim auch wirklich mit dem Kind durchgeführt werden. Die Mutter ist jedoch allein durch die Therapeutenbesuche und die damit verbundenen Fahrzeiten schon so ausgelastet, daß konsequentes Üben daheim viel zu selten erfolgen kann. Aus diesem Grund empfinden es die Eltern als Erleichterung, wenn mittels eines genau strukturierten ganzheitlichen Therapieprogrammes die zur Verfügung stehende Zeit und Kraft gezielt für das eigentliche Üben daheim eingesetzt werden kann, da häufige Fahrten zu Therapeuten entfallen. Auch können Eltern sehr wohl einschätzen, daß jetzt die einzelnen Übungen aus den verschiedenen Bereichen sich gegenseitig sinnvoll ergänzen,

Das ganzheitliche Therapieprogramm als Erleichterung für die Familie

was bei mehreren Einzeltherapeuten nebeneinander nicht immer der Fall ist. Abgesehen davon ist die Beanspruchung durch die Durchführung eines Heimprogrammes – eine richtige Organisation des Ablaufs vorausgesetzt – sehr häufig nicht das Entscheidende. Sehr viel mehr Bedeutung für die Belastung der Familie haben »Nebenschauplätze«, auf denen man Zeit, Kraft und Nerven verbraucht. Damit meine ich z. B. Auseinandersetzungen mit Gutachtern und Krankenkassen, die sich zwar mit der Psychomotorischen Ganzheitstherapie und dem Leben mit Behinderten nicht auskennen, aber trotzdem darüber urteilen. Auch die Empfehlung, das behinderte Kind, anstatt es so intensiv zu therapieren, lieber in ein Heim zu geben, ein weiteres gesundes zu bekommen, damit die Familie wieder »normal« leben könne, stellt eine Hilfeleistung dar, auf die man gut verzichten kann und die schwerer zu verarbeiten ist als die intensive Therapie eines Kindes.

Zusätzlich zeigt sich der Vorteil der Psychomotorischen Ganzheitstherapie oder anderer ähnlich aufgebauter Therapien darin, daß das Familienleben sich nicht nach festen Terminen ausrichten muß, sondern die Durchführung der Therapie sich gezielt an den Bedürfnissen und an der momentanen Verfassung des Kindes orientieren kann.

In diesem Zusammenhang möchte ich nochmals betonen, daß medizinische Übungen auch dann eine Therapie darstellen, wenn sie von medizinischen Laien durchgeführt werden. Diese Frage stellt sich immer wieder, wenn die Krankenkassen zu entscheiden haben, inwieweit sie bereit sind, die Kosten für erforderliche Therapiehelfer zu übernehmen (s. Kap. 4, S. 65).

Letztendlich muß jede Familie selbst entscheiden, welches Konzept ihr besser liegt. Diese selbstbewußte Entscheidung ist jedoch nur möglich, wenn Familien mit entwicklungsauffälligen oder behinderten Kindern umfassend über die einzelnen therapeutischen Möglichkeiten informiert werden. Zur Zeit bleibt es noch viel zu sehr dem Zufall überlassen, von welchen therapeutischen Möglichkeiten Eltern erfahren und von welchen nicht.

7.9 Zusammenarbeit von Elternhaus, Kindergarten und Schule

Immer mehr Eltern möchten in die Entscheidung über die Förderung ihres Kindes mit eingebunden sein. Dies stößt häufig auf eine gewisse Abwehrhaltung bei den entsprechenden Kindergärten, Schulen oder sonstigen Einrichtungen.

Auf der einen Seite beklagen sich diese Einrichtungen in meinen Augen zurecht darüber, daß sehr viele Elternhäuser ein zu großes Desinteresse bezüglich der Entwicklung ihres Kindes an den Tag legen. Auf der anderen Seite reagieren dieselben Einrichtungen dann doch etwas verunsichert, wenn sich andere Eltern gezielt für die Förderung und Betreuung ihres Kindes interessieren. Immer wieder stelle ich fest, daß gerade Einrichtungen, in denen Eltern herzlich willkommen sind und die den Gedankenaustausch mit den Eltern suchen, am besten den Bedürfnissen des Kindes gerecht werden.

Leider kommt es hin und wieder zu Meinungsverschiedenheiten, wenn Eltern wünschen, daß die tägliche Zeit im Kindergarten oder in der Schule zugunsten des Therapieprogrammes reduziert wird. Schnell steht dagegen die Meinung, daß die einzig wahre Förderung nur in offiziellen Sondereinrichtungen stattfinden könne. Gerade solche Diskussionen sind für die Eltern extrem belastend, besonders dann, wenn ihnen z.B. vorgeworfen wird, sie »gönnten ihrem Kind keinen Kindergarten« oder »sie wollten es nur zur Aufbewahrung dorthin geben«. Dabei geht es bei meinen Patienten nie darum, ganz auf den Kindergarten zu verzichten, sondern nur darum, daß auch behinderte Kinder nicht unbedingt »ganztags« einen Kindergarten oder eine Schule besuchen müssen. **Mehr Flexibilität von vornherein und vor allem die Akzeptanz, daß es sehr wohl Eltern gibt, die das Richtige für ihr Kind entscheiden können, würde schon viel weiterhelfen.**

Daß eine solche Situation zur Zufriedenheit aller Beteiligten und zum eindeutigen Vorteil des betroffenen Kindes gelöst und ein Kompromiß gefunden werden kann, zeigen die Kin-

der im Kapitel 6.3 und 6.6. Obendrein berichten mir wiederum Familien, daß im Kindergarten ihres Kindes oder auch in der Schule zumindest Teileinheiten des Programmes durchgeführt werden können (s. Kap. 6.2 und 6.5, S. 73, 89).
Das führt dazu, daß die Förderung daheim und die im Kindergarten bzw. in der Schule sich sinnvoll ergänzen können und hat gleichzeitig den positiven Nebeneffekt, daß die Eltern etwas entlastet werden, da bereits ein Teil der Übungen durchgeführt ist, wenn das Kind nach Hause kommt (s. Kap. 6.2, 6.3, 6.5 und 6.6, S. 73, 78, 89, 94). Auch für das betroffene Kind können so weitere Freiräume geschaffen werden.

7.10 Wer kommt als Therapiehelfer in Frage?

Während Familien mit einem behinderten Kind sich häufig über eine gewisse Isolation beklagen, haben gerade die Familien, die zur Therapie ihres Kindes Therapiehelfer – z.B. für das Kreuzmuster-Patterning – aus dem Freundes- und Verwandtenkreis benötigen und erhalten, keine Probleme im Kontakt zu anderen Diese Familien erfahren sehr viel Anteilnahme, Unterstützung und Freundschaft. Die Freundschaften, die hier entstehen oder neu belebt werden, sind ein Gewinn für alle Beteiligten. Erforderlich ist lediglich, daß man seine Scheu überwindet, andere um Hilfe zu bitten. Nach den ersten Anfangsschwierigkeiten merken die Familien recht schnell, daß die allermeisten Mitmenschen sehr gerne bereit sind, ihre aktive Hilfe miteinzubringen. So vergrößert sich der Kreis der Helfer zunehmend.
In den meisten Fällen handelt es sich bei den Therapiehelfern um Personen, die vorher noch nie etwas mit Behinderten zu tun hatten. Durch ihre aktive Mitarbeit bei der Therapie eines behinderten Menschen lernen sie nicht nur den bewegungsmäßigen Ablauf bestimmter Übungen kennen. Sie erleben zusätzlich noch die Bedürfnisse behinderter Men-

schen und deren Familien. Allerdings **leiden sie nicht mit** diesen Familien, sondern sie **leben mit** ihnen. Die Therapiehelfer werden auf diese Art und Weise in das Familienleben Behinderter integriert und die Behinderten hierdurch in die Gesellschaft. Denn diese Kontakte, die anfänglich nur zum Zweck des reinen Übens geknüpft worden sind, bestehen über den eigentlichen Wohnraum hinaus und führen dazu, daß die Behinderten und ihre Familien von ihrer Umgebung als Teil der Gesellschaft anerkannt werden. So kommt es zu einem positiven Nebeneffekt, der allerdings von seiner Bedeutung her nicht zu vernachlässigen ist.

7.11 Das heutige Selbstbewußtsein von Familien mit behinderten Kindern als neue Antriebskraft

Zwar sind heutzutage zunehmend mehr Eltern selbstbewußt genug, ihr behindertes Kind mit an die Öffentlichkeit zu nehmen. Jedoch wundere ich mich immer wieder darüber, daß es trotz dieser positiven Entwicklung immer noch relativ wenige Familien sind, die ihr behindertes Kind auf diese Weise voll und ganz mit in das Familienleben einbeziehen.
Ich selbst bin ebenfalls in einer Familie mit einem behinderten Kind aufgewachsen, da meine jüngere Schwester ein Down-Syndrom hat. Schon damals konnte ich mir nichts anderes vorstellen, als daß meine Schwester von unseren familiären Unternehmungen nicht ausgeschlossen würde. Meine Mutter berichtet, daß diese Einstellung Behinderten gegenüber damals eher ungewöhnlich war, jedoch von der Umwelt in den allermeisten Fällen mit Wohlwollen begrüßt worden ist. Heute stehe ich in der gleichen Situation wie meine Eltern vor 35 Jahren und erlebe aber doch mehr Familien, die sich ähnlich verhalten wie wir – noch nicht viele, aber immerhin mehr als zu meiner Kindheit. Natürlich kommt es immer wieder mit behinderten Kindern in der Öffentlichkeit

zu schwierigen Situationen. **In diesen Situationen bleibt einem nichts anderes übrig, als den Humor zu wahren und den Mut für weitere Unternehmungen ähnlicher Art nicht sinken zu lassen.** Für mich ist es eine Bestätigung zu erfahren, daß die meisten der von mir betreuten Familien sicher und selbstbewußt genug sind, ebenfalls ihr Kind unter die Leute zu bringen.

Besonders aufgefallen ist mir diese positive Veränderung in der Gesellschaft in unserem letztjährigen Urlaub an der Nordsee. Innerhalb von vier Wochen habe ich auf dieser kleinen Nordseeinsel, die schon seit jeher als kinderfreundlich gilt, 37 behinderte Kinder und Jugendliche erlebt, ältere Menschen im Rollstuhl nicht mit eingerechnet. Dieses Selbstverständnis von Familien mit behinderten Kindern wird sich hoffentlich noch weiter entwickeln, so daß das Miteinander von Behinderten und Nichtbehinderten auch in unserem städtischen Alltag weitab von autofreien und kinderfreundlichen Nordseeinseln zur Selbstverständlichkeit wird. Wichtig hierfür ist jedoch, daß die Familien mit behinderten Kindern nicht darauf warten, daß die Gesellschaft sie zu diesem Miteinander regelrecht einlädt, sondern, daß diese Familien von sich heraus auf die Gesellschaft zugehen und signalisieren, daß die Behinderten zu unserem Leben dazugehören.

Die Integration muß von der Familie ausgehen

7.12 Wann ist ein Fortschritt ein Fortschritt?

Ein Thema, welches immer wieder von Kinderärzten und Kinderneurologen angesprochen wird, ist die Tatsache, daß Eltern Fortschritte bei ihrem Kind sehen, die von der Fachwelt nicht unbedingt nachvollzogen werden können. Auch wenn es Eltern geben mag, die ihr Kind nur durch eine »rosarote Brille« sehen und darum Fortschritte in dieses Kind hineinprojizieren, die nicht vorhanden sind, habe ich die Erfahrung gemacht, daß diese Eltern extrem selten sind. Sehr viel eher ist es doch so, daß diese von den Eltern erlebten und

Wer sieht und wie bewertet man Fortschritte?

registrierten Fortschritte tatsächlich vorhanden sind, aber kaum anhand irgendwelcher Entwicklungsgitter erfaßt werden können.

Lassen Sie mich dies an einem ganz privaten Beispiel verdeutlichen:

Mein Sohn übernahm im Frühjahr 1992 zum erstenmal für wenige Sekunden mit den Beinen sein Körpergewicht. Im Sommer 1992 liefen wir zusammen kürzere Strecken, wobei ich ihn an beiden Händen hielt und seine Beine mit meinen Füßen abwechselnd nach vorne schob. Nach maximal 200 Metern mußte ich ihn unter den Achseln fassen, um seine Beine hierdurch entlasten zu können. De facto wurde damals Frank-Udo beim Laufen an zwei Händen gehalten. Heute wird

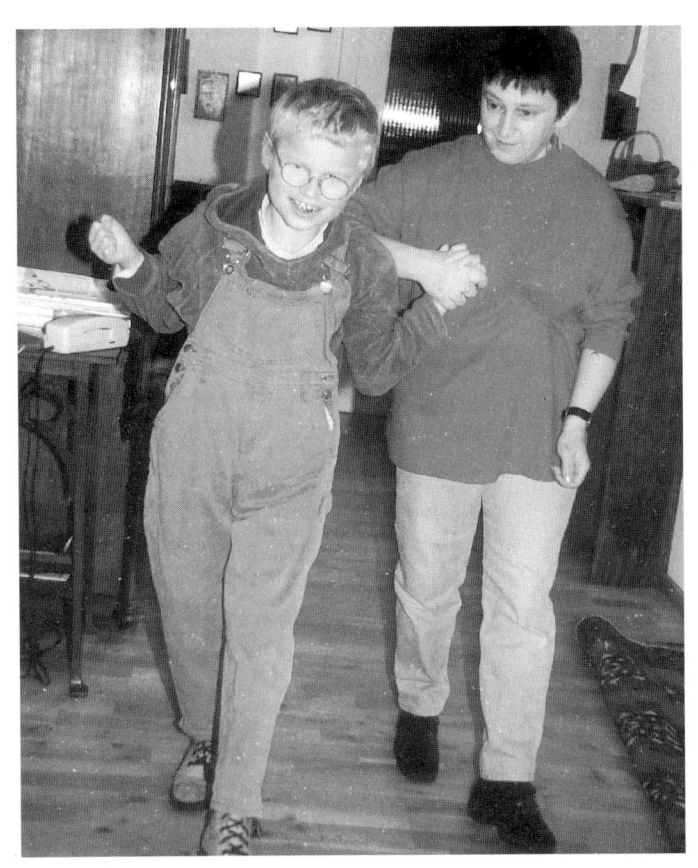

Abb. 56: Frank-Udo läuft an einer Hand gehalten, steht an eine Wand angelehnt (Abb. 57) und läuft wenige Schritte frei (Abb. 58).

er beim Laufen immer noch an zwei Händen gehalten! Aber er läuft mit Freude mehrere Kilometer am Stück. Ein Halten unter den Achseln ist längst nicht mehr erforderlich. Ebenso setzt er seine Beine vollkommen alleine und läuft auch bereits zwischen zwei Personen, wobei er sich somit beim Laufen nirgends anlehnen kann. Außerdem ist er jetzt insoweit sicherer geworden, daß er von selbst unterwegs immer neue Ziele anstrebt und so die Richtung angeben möchte.

Vor zwei Jahren lief er an einem Arm gehalten ungefähr 100 Meter weit, vorausgesetzt das Ziel reizte ihn stark. Jetzt läuft er auf seinen langen Märschen immer wieder zwischendurch Strecken nur an einer Hand gehalten. »Frei läuft« er vier bis fünf Schritte weit *(Abb. 56–58)*.

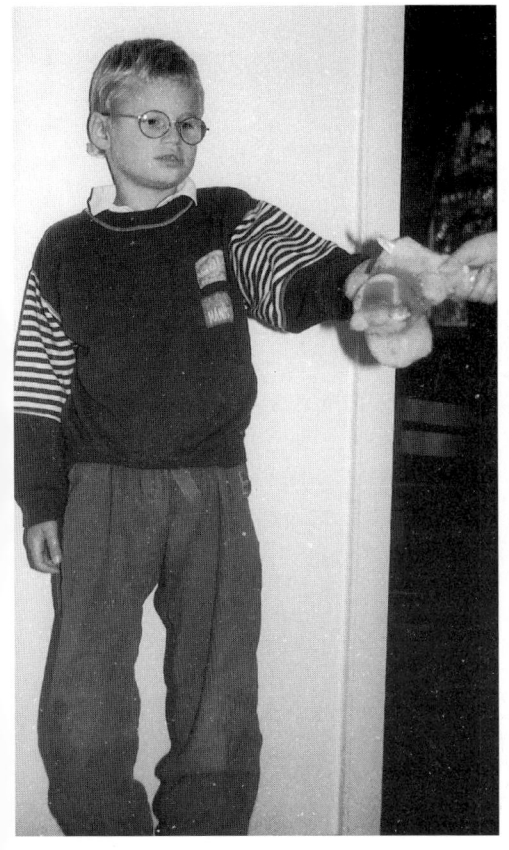

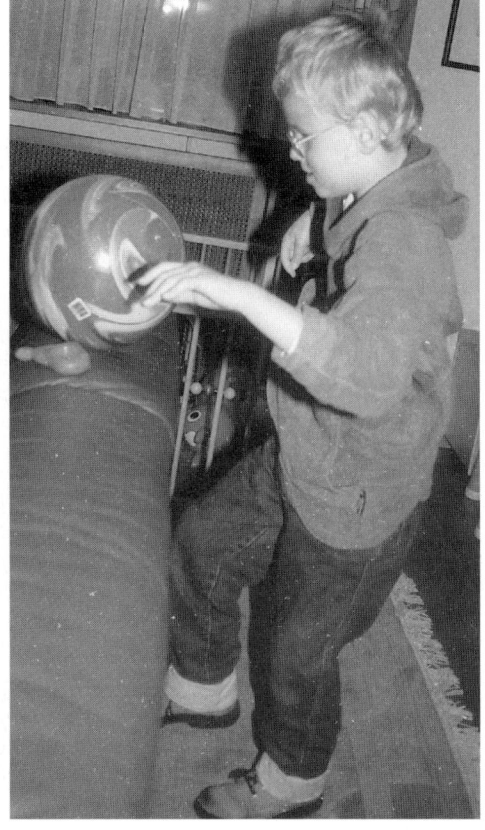

Abb. 57 **Abb. 58**

An Pfingsten 1996 ist er zum erstenmal einen Meter weit gekrabbelt. Der Übergang vom Robben zum Krabbeln gelang ihm noch nicht. Man mußte ihn gezielt zum Krabbeln in den Vierfüßlerstand positionieren und ihn intensiv dazu motivieren, sich nicht wieder auf den Bauch fallen zu lassen. Jetzt krabbelt er etliche Meter geradeaus, in Kurven und auch über Hindernisse. Er kann vom Sitzen aus zum Krabbeln gelangen und bleibt dann oben, ohne größere Motivation hierfür erhalten zu müssen. Was vor einem Jahr zusätzlich noch undenkbar erschien, beobachten wir jetzt immer wieder: Frank verläßt robbender- oder auch krabbelnderweise ein Zimmer, wenn es im Nachbarzimmer für ihn interessante Dinge zu beobachten gibt, aber auch, wenn er gezielt in die Nähe von anderen Familienmitgliedern möchte *(Abb. 59–61)*.

Abb. 59

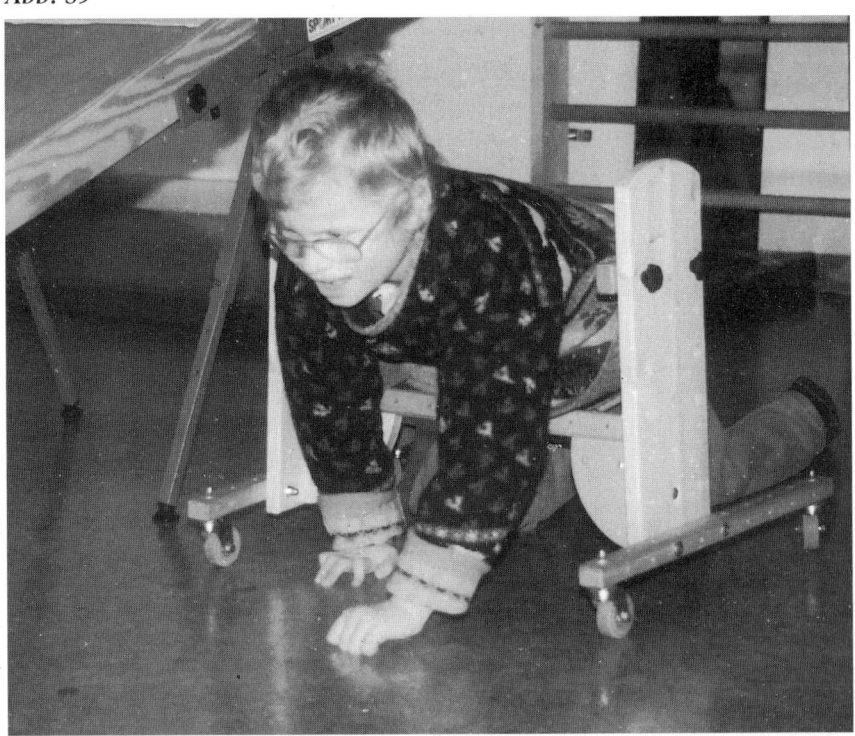

Abb. 59: Nach vielen, vielen Metern auf dem Krabbelwagen (und auch auf dem »Krabbelfix«) ...

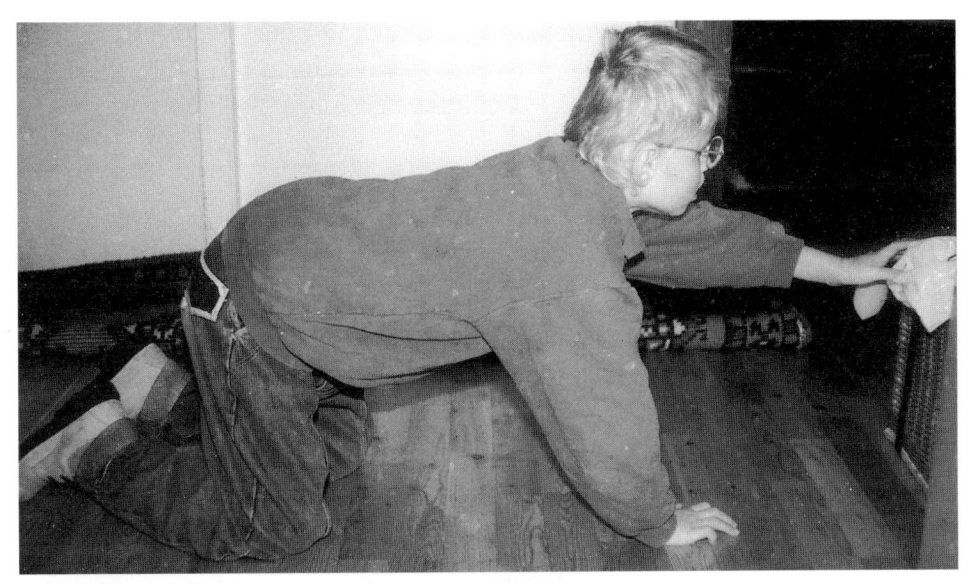

Abb. 60 ▲   Abb. 61 ▼

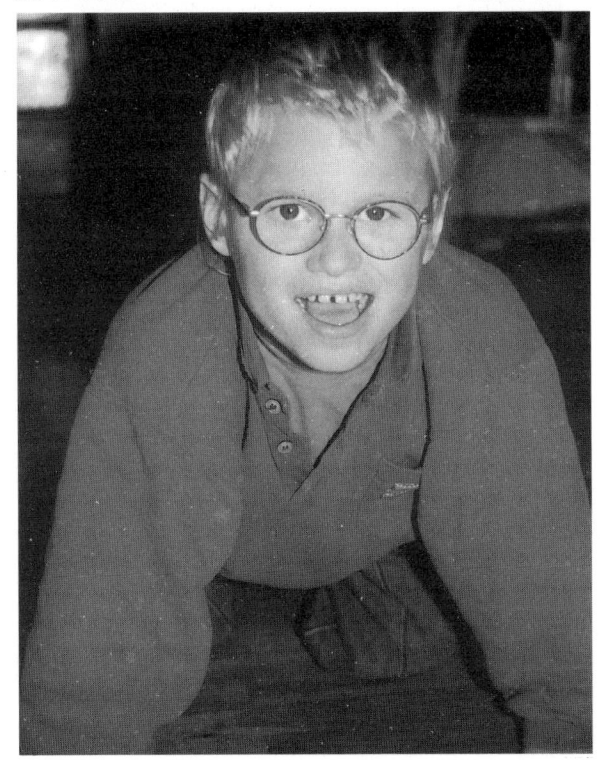

***Abb. 60** und **61**: ... kann Frank-Udo jetzt frei im Kreuzmuster krabbeln.*

Zusammengefaßt läßt sich sagen: Frank-Udo lief vor fünf Jahren an zwei Händen gehalten, jetzt auch. Er lief kürzere Strecken vor zwei Jahren an einem Arm gehalten, jetzt auch. Er krabbelte an Pfingsten 1996, jetzt auch. Und trotzdem: **Seine Fortschritte erleichtern uns das Leben ungemein.** Wir benötigen nur noch bei regelrechten Wanderungen einen Rollstuhl. Alle anderen Strecken legt Frank-Udo zu Fuß zurück, jeden Tag z. B. insgesamt fünf Kilometer zum Kindergarten hin und zurück. Darum kann ich nur eine eindeutige Aussage treffen: Wir freuen uns riesig über seine Fortschritte und sind immer noch optimistisch, daß wir eines Tages auch wirklich ein nachweisbares und eindeutiges Kreuz in das Kästchen »kann frei laufen« setzen werden. Aber auch wenn uns dies nicht gelingen sollte, haben die erreichten Fortschritte Frank-Udo und uns soweit gebracht, daß wir mit ihm sehr viel unternehmungslustiger sein können als wir dies ohne unsere Bemühungen je erreicht hätten.

Die Ausgangssituation muß immer im Blickfeld bleiben

Seine unter Berücksichtigung der Grunderkrankung doch recht positive Entwicklung war und ist allerdings nur zu erreichen durch eine intensive Therapie. Ich sehe schon die Skeptiker, die jetzt sagen: »Von wegen positive Entwicklung! Es gibt Kinder mit Angelman-Syndrom, die laufen mehr oder weniger von alleine mit zweieinhalb Jahren frei!«. Stimmt! Doch konnten diese Kinder mit einem Jahr im motorischen Bereich auch wesentlich mehr als drei Sekunden lang den Kopf aus der Bauchlage heraus anheben. Man darf bei diesen ganzen Überlegungen nie die Ausgangsbasis aus dem Blickfeld verlieren. Sonst wird es einem nie gelingen, bei schwer behinderten Kindern deren Fortschritte entsprechend zu würdigen.

Ähnlich läßt es sich in bezug auf Frank-Udos Eßverhalten beschreiben. Nur wer ihn schon länger kennt, kann beurteilen, welche Fortschritte er in diesem Bereich gemacht hat: Während Frank-Udo noch vor fünf Jahren im Mundinnenbereich so überempfindlich war, was bröselige, harte und geschmacklich intensive Nahrung anbelangte, daß man ihn nur mit Quark, Bananenspeisen, süßen Gläschen oder aber mit gängigem Mittagessen z. B. bestehend aus Fleisch, Kartoffeln, Gemüse und Salat, welches püriert und mit Milch sowie Honig »verfeinert« werden mußte, füttern konnte, ißt er jetzt so gut wie alles. Der Weg ging über püriertes Essen mit Milch und Honig zu püriertem Essen mit Ketchup zu kleingeschnittenem Essen mit Ketchup bis zu ganz alltäglichem Mittagessen. In dieser langen Zeit beeinflußten wir Frank-Udos Geschmacksempfinden, indem er über den Tag verteilt immer wieder die unterschiedlichsten Geschmackssorten angeboten bekam. Zusätzlich erfolgte eine regelmäßige Massage des Mundinnenraumes. Kautraining wurde anfangs mit gedrittelten Gummibärchen, die wir zwischen die Zähne legten, durchgeführt.

Bei allen Kindern mit Angelman-Syndrom bleibt die orale Phase extrem lang bestehen. So ist es verständlich, daß Frank-Udo alles mögliche in den Mund steckt und darauf herumkaut. Allerdings ist es mehr als verwunderlich, daß Frank-Udo nicht-eßbare Dinge wie z. B. Plastik, Papier etc. bevorzugte, aber eßbare Dinge angewidert herausspuckte. Wollte er doch einmal allein essen, fiel ihm vor Schreck über diesen unangenehmen Reiz das Essen regelmäßig aus der Hand. Inzwischen sind wir über das gesamte sensorische und motorische Mundprogramm, welches u. a. den Kauschlauch nach PADOVAN mit einbezog, soweit gekommen, daß er alleine z. B. Brothäppchen nimmt, sie in den Mund steckt, gründlich kaut und ißt. Das gleiche gilt für Äpfel, Möhren etc. *(Abb. 62–65)*. Mit dem Löffel zu essen, gelingt ihm noch nicht. Er trifft zwar mit dem Löffel den Tellerinhalt, aber anschließend nicht den Mund. Insgesamt kann ich nur sagen, daß ein solches Eßtraining – oder sollte man besser von Eßtherapie sprechen! – sich lohnt, auch wenn es sehr zeitaufwendig ist, und gute Nerven genauso wie eine funktionstüchtige Waschmaschine vorhanden sein sollten.

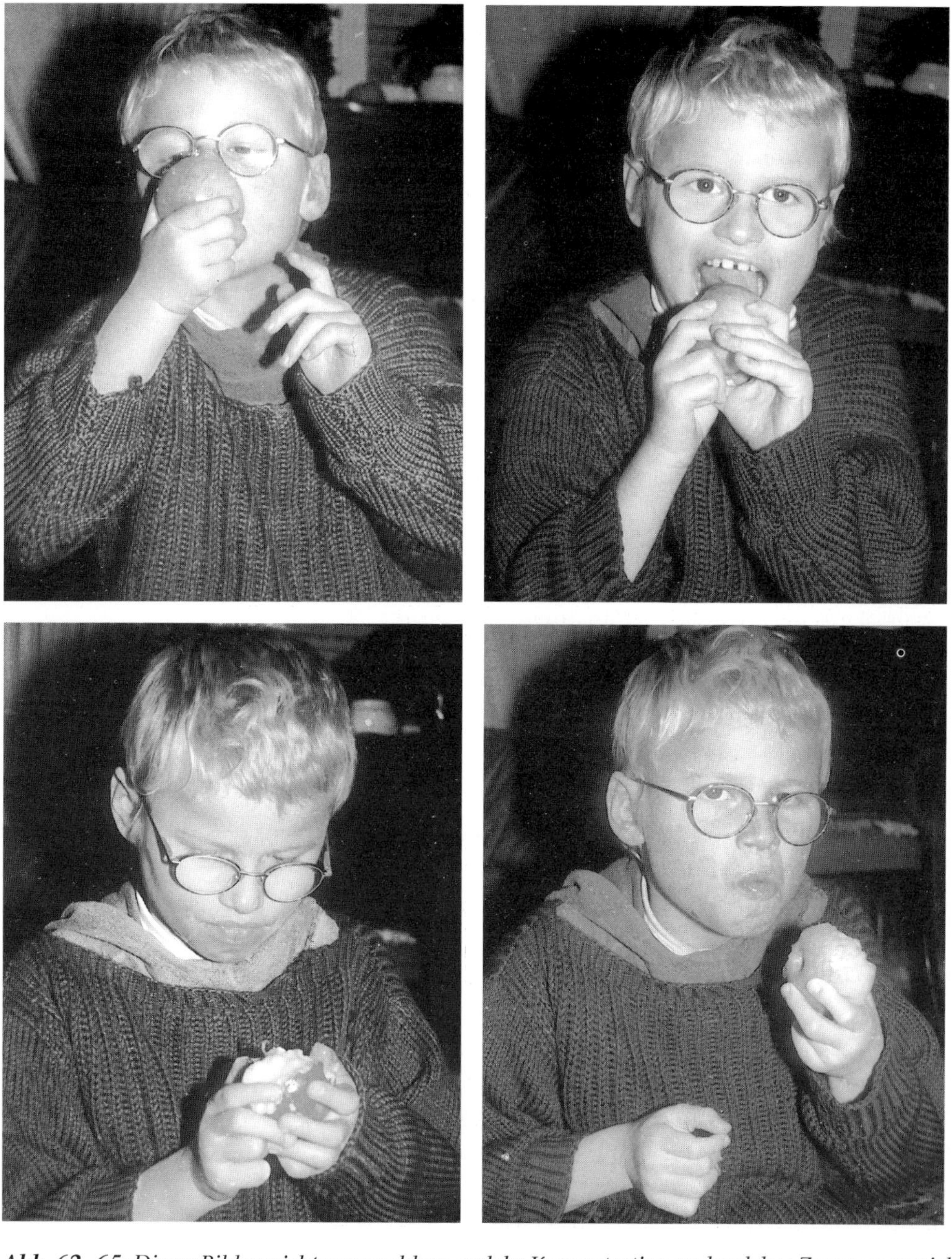

***Abb. 62–65**: Diesen Bildern sieht man wohl an, welche Konzentration und welches Zusammenspiel von Hand, Auge, Mundsensorik und Mundmotorik das selbständige Essen eines Apfels erfordert.*

7.13 Die Rolle der Geschwister

Es gibt inzwischen genug Bücher, aus denen zu entnehmen ist, was man als Familie mit einem behinderten Kind alles falsch machen kann oder falsch macht. Was mich am meisten daran ärgert, ist, daß hier die doch immer versteckt vorhandene Unsicherheit ausgenutzt wird und schlagwortartig diesen Familien suggeriert wird, inwieweit durch ein behindertes Kind entweder auch »die Mutter behindert wird« oder auch inwieweit »sich um die Geschwister in einer solchen Familie niemand kümmere«. Das Schlimme ist in meinen Augen, daß in solchen Büchern natürlich immer ein Körnchen Wahrheit steckt, jedoch das letzte Kapitel, nämlich Vorschläge, wie man es besser machen könnte, fehlt. Abgesehen davon treffen viele Beobachtungen aus dieser Art von Literatur auch auf Familien zu, die kein behindertes Kind haben, da sie doch häufig recht verallgemeinernd sind.
Selbstverständlich ist es falsch, Familien mit Behinderten zu empfehlen, sie sollen sich auf keinerlei Ratschläge von außen einlassen. Jedoch empfehle ich dringend, dahinter zu schauen, wer diese Ratschläge erteilt. Am besten ist es immer noch, sich mit anderen Familien, die ähnliche Probleme haben, zu treffen. Solch ein Erfahrungsaustausch kann sehr viel wertvoller sein, als sich durch verunsichernde Literatur noch weiter verunsichern zu lassen. Nicht nur wir Eltern von behinderten Kindern erfahren hierdurch, daß unsere Probleme nicht einzigartig sind. Auch die gesunden Geschwister können erleben, wie sich andere Geschwister von behinderten Kindern hierzu stellen. Immer wieder stelle ich in meiner eigenen Familie und auch in den von mir betreuten Familien fest, wie selbstverständlich und normal Geschwister mit ihrem behindertem Bruder oder ihrer Schwester umgehen können. Vielleicht nehmen Kinder die Situation häufig so viel gelassener als wir Eltern, weil ihnen die Perspektive auf die Zukunft einfach noch fehlt. Von dieser Gelassenheit können wir Erwachsenen nur lernen. Auch können Geschwister

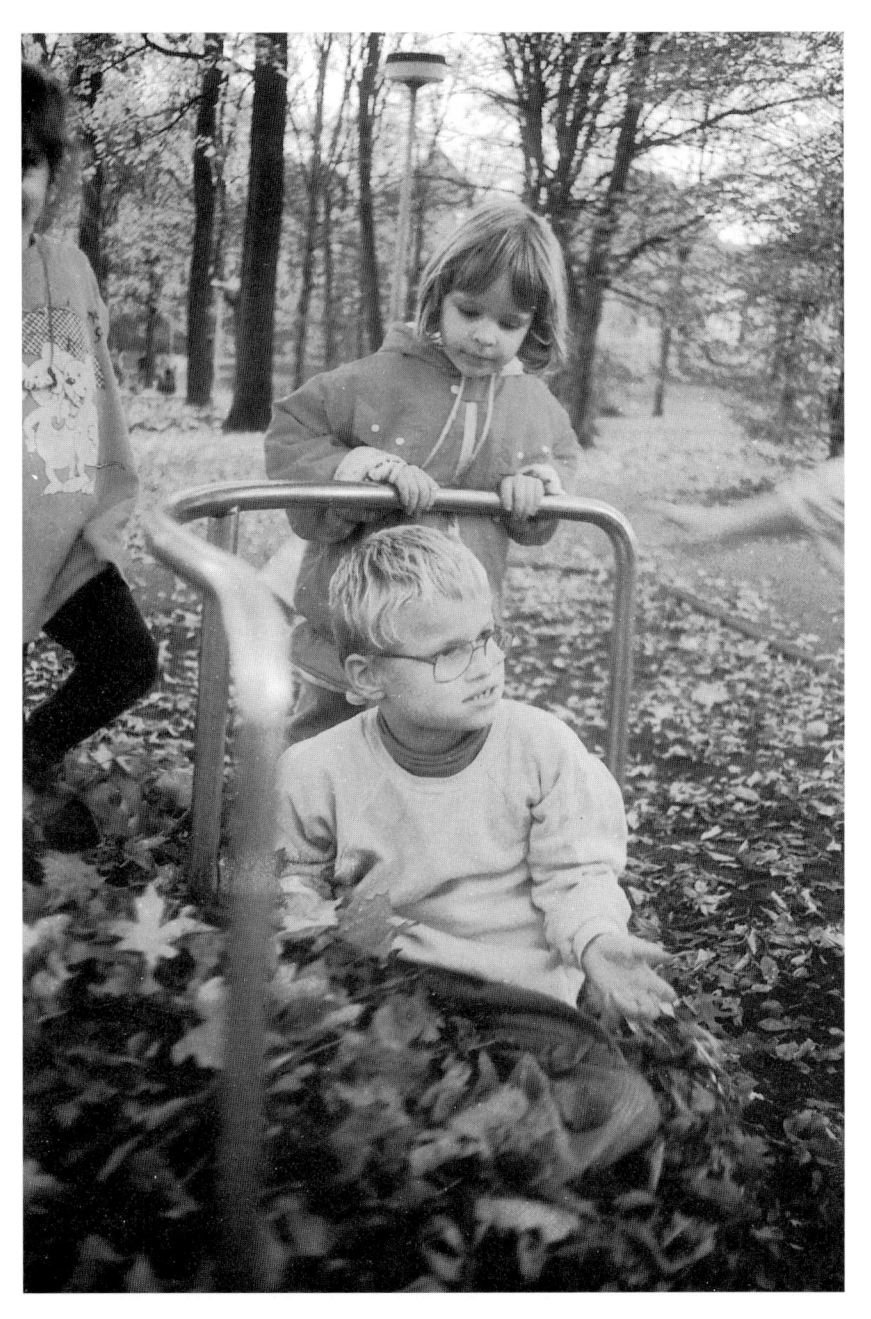

Abb. 66: Selbst kleinere Kinder passen sehr fürsorglich auf schwächere auf, so daß dieses Miteinander ein Gewinn für beide Seiten ist.

sehr wohl erkennen, daß sie selbst vielleicht weniger Zeit oder auch Aufmerksamkeit erhalten, jedoch längst nicht weniger Liebe.

Um wieder auf die Psychomotorische Ganzheitstherapie zurückzukommen, möchte ich noch erwähnen, daß bei dieser Therapieform ein großer Vorteil darin besteht, als Mutter selbst bestimmen zu können, welche Prioritäten in gewissen Situationen gesetzt werden sollten. Frei von vorgeschriebenen Terminen kann man sich entscheiden, ob es wichtiger ist, mit dem einen Kind Vokabeln zu lernen, das andere Kind zu trösten, da es Kummer mit seinen Freundinnen hat, oder mit dem behinderten Kind das Therapieprogramm konsequent durchzuführen. Eine solche Entscheidung wird jeweils individuell von Tag zu Tag und Situation zu Situation unterschiedlich ausfallen.

Diese Ausführungen sollen beileibe keine Empfehlung zur Therapieverweigerung sein. Jedoch erkläre ich immer wieder den von mir betreuten Familien, daß bei einer konsequenten Durchführung des Therapieprogramms sehr wohl Platz ist, in schwierigen Situationen spontan das Therapieprogramm Therapieprogramm sein zu lassen und sich **dem** Kind zu widmen, welches einen am dringendsten braucht. Diese Bemühungen stellen nicht nur in einer Familie mit einem behinderten Kind eine Gradwanderung dar. Denn wenn das so wäre, dürften Eifersüchteleien nur in Familien mit behinderten Kindern auftreten. Ich überlasse Ihnen selbst die Beurteilung, ob dies der Realität entspricht oder nicht.

Die Einstellung der Eltern scheint das Wichtigste zu sein: Neigen Eltern dazu, ihr Schicksal zu beklagen und unter der ganzen Situation zu leiden, überträgt sich das sehr schnell auf die Kinder. Eltern, die zupacken und trotz der belastenden Situation eine zufriedene Grundhaltung einnehmen, übertragen auch dies auf ihre Kinder.

7.14 Literaturverzeichnis

1. AYRES, A.J.: Bausteine der kindlichen Entwicklung. Die Bedeutung der Integration der Sinne für die Entwicklung des Kindes. 2. Aufl. Springer, Berlin-Heidelberg, 1992
2. BOBATH, B. und K.: Die motorische Entwicklung bei Zerebralparesen. Georg Thieme
3. FLEHMIG, I.: Normale Entwicklung des Säuglings und ihre Abweichungen. Thieme Verlag, Stuttgart, 1979
4. GESELL, A., C.S. AMATRUDA: Developmental Diagnosis, Paul B. Hoeber, Inc., New York, 1947
5. LÖSSLEIN, H./DEIKE-BETH, C.: Hirnfunktionsstörungen bei Kindern und Jugendlichen. Deutscher Ärzte-Verlag, 1997
6. VOJTA, V.: Die zerebralen Bewegungsstörungen im Säuglingsalter, 3. Aufl., Ferdinand Enke Verlag, Stuttgart, 1981

Nachwort

Vermutlich lassen sich die Leser dieses Buches in **drei Gruppen** einteilen: Die **eine Gruppe** kann sich vorstellen, daß betroffene Familien gut und erfolgreich nach meinem hier dargelegten Konzept arbeiten können. **Die Zweiten** urteilen nach dem Motto: »nicht sein kann, was nicht sein darf«. **Die Dritten** wittern nach wie vor bei jeder Therapie mit Kreuzmusterübungen und Heimprogrammen die originale Doman-Therapie – komplett, marginal revidiert oder in dem Sinn, daß »eine Mücke im Bernstein eine Mücke bleibt« (Zitat aus einem gegen eine ganzheitlich orientierte Heimtherapie gerichteten Gutachten) und lehnen allein aus diesem Grund meine Arbeitsweise ab.

Was bewegt die Leser?

Ich habe mittels meiner Arbeit an sich, mit Diskussionen, Vorträgen und mit diesem Buch mein Möglichstes getan, um gerade **die dritte Gruppe** davon zu überzeugen, daß meine Arbeit nicht der originalen Doman-Therapie entspricht und ich obendrein nicht nur marginale Revisionen angebracht habe.

Die zweite Gruppe der ewigen Skeptiker wird nicht umhinkommen zu akzeptieren, daß es jederzeit die Möglichkeit gibt, mit mir Kontakt aufzunehmen, um mir Gelegenheit zu geben, meine Erfolge mittels Befunddokumentationen und Videoaufnahmen beweisen zu können. Eventuell habe ich sogar erreicht, daß in Zukunft mehr auf die Bedeutung der Anbahnung von Kreuzmusterbewegungen nicht nur beim Krabbeln geachtet wird, sondern man die gesamte Kreuzmusterreihe (Robben, Krabbeln, Kreuzmuster-Gehen und

Worauf soll geachtet werden?

Hüpferlauf) in die diagnostischen und therapeutischen Überlegungen miteinbezieht.

Hauptsächlich lag mir jedoch beim Schreiben **die erste Gruppe** am Herzen. Denn auch Therapeuten, die nach herkömmlicher Art arbeiten, könnten zumindest in Teilbereichen ihre Arbeit ergänzen: Eine fächerübergreifende Betrachtungsweise und der Dialog mit Therapeuten anderer Fachrichtungen über die einzelnen Patienten sollte nach und nach nicht nur in größeren Zentren zur Selbstverständlichkeit werden, sondern auch in der freien Praxis zum therapeutischen Alltag gehören. Dies setzt natürlich eine fundierte Ausbildung der jeweiligen Therapeuten voraus, die sich nicht nur an einer Schule orientieren darf, sondern interdisziplinär strukturiert sein müßte. Daß dies möglich ist, zeigen gerade etliche Logopäden, die über den Deutschen Logopädenverband nach PADOVAN Zusatzausbildungen abgeleistet haben: Kreuzmusterübungen zur Anbahnung der vollständigen Reihe **Robben, Krabbeln, Kreuzmuster-Gehen und Hüpferlauf** sind hier neben eigentlichen Mundfunktionsübungen und Übungen zur Sprachanbahnung eine Selbstverständlichkeit.

Dialog unter Therapeuten

Zusätzlich muß sehr viel mehr als heute noch üblich das Gespräch mit den Eltern gesucht und deren genaue und intensive Anleitung fester Bestandteil der Therapie werden. Denn nur unter Einbeziehung der Familie kann eine Therapie wirklich effektiv sein und können dadurch eventuell sogar Therapeutenbesuche eingespart werden, zum Wohle des Patienten und zur Streßverminderung für die gesamte Familie.

Gespräch mit den Eltern

Letztendlich sind die Eltern vermutlich diejenigen, die am ehesten ein solches Umdenken anregen könnten. Denn selbstverständlich können nur für die Eltern Heimprogramme ausgearbeitet werden, die zu einer solchen intensiven Therapie ihres Kindes bereit sind. Die Entwicklung in den letzten Jahren läuft dahingehend, daß immer mehr Eltern sich zu diesem Schritt entschließen, da sie das Bedürfnis haben, stärker in die Förderung ihres Kindes eingebunden zu werden. Diesem Bedürfnis müssen wir Therapeuten ge-

Eltern als »Katalysator«

recht werden, indem wir unser Wissen weitergeben. Denn nicht wir sind das Entscheidende in der Therapie eines behinderten oder entwicklungsauffälligen Kindes, sondern dessen Eltern.

Dank

Die Idee, ein Buch über meine Arbeit zu schreiben, entstand spontan: Ein von mir verfaßter Artikel (jetzt leicht verändert in Kap. 2 zu finden) wurde von dem einen Verlag mit vernichtendem Urteil, von dem anderen Verlag zwar begeistert kommentiert, aber doch mit der Bitte, ihn deutlich zu kürzen, zurückgesandt. Da mir daran gelegen war, Mißverständnisse über dieses Thema auszuräumen und ich bezweifelte, ob mir dies mit einem gekürzten Artikel gelingen würde, beschloß ich das Gegenteil zu tun, nämlich das Manuskript zu erweitern und ein Buch zu schreiben, auch wenn es sicherlich umfangreichere Fachbücher geben würde als dieses. Somit beginnt mein Dank an jene, die mir nicht von vorneherein von diesem Unterfangen abgeraten, sondern mich dazu ermutigt haben.

Allen voran sei hier meine Mutter Dr. Gerda Kannegießer genannt, die mich in vielfacher Hinsicht beraten konnte: Denn sie mußte aufgrund der Tatsache, daß meine Schwester ein Down-Syndrom hat, eine ähnliche Aufgabe übernehmen wie ich, da sie nicht nur meine Schwester nach Kräften förderte, die Lebenshilfe in Karlsruhe mit aufbaute, anderen Eltern in der Therapie ihres behinderten Kindes mit Ratschlägen zur Seite stand, sondern mit meinem Vater zusammen für meine Geschwister und mich ein harmonisches Familienleben als Grundlage unserer Entwicklung schuf. So nütze ich diese Stelle, ihr nicht nur für die Mitarbeit an meinem Manuskript zu danken, sondern für vieles mehr.

Von vielen Seiten habe ich – nicht nur in den letzten Monaten – freundschaftliche Hilfe in den unterschiedlichsten Bereichen erfahren dürfen. Ohne diese Unterstützung wäre es mir sehr viel schwerer gefallen, neben meiner Familie und meinem Beruf auch noch als Autorin tätig zu sein. Besonders dankbar erwähnen möchte ich an dieser Stelle Elisabeth Kiefer, die mir mit ihrer tatkräftigen und liebevollen Fürsorge immer wieder zeitliche Freiräume schuf.

Meinen Patienten bzw. deren Familien, die mir vertrauen und unsere gemeinsamen Positionen auch gegenüber Skeptikern und Kritikern behaupten, möchte ich ebenfalls danken, besonders natürlich denjenigen, deren Entwicklung ich beschreiben und deren Fotografien ich verwenden durfte.

Die Haus- bzw. Kinderärzte meiner Patienten, die sich für meine Arbeit interessieren und ihre diesbezügliche positive Einstellung z.B. auch gegenüber den Krankenkassen zum Ausdruck brachten, schließe ich an dieser Stelle in meinen Dank mit ein.

Dr. Nelson Annunciato, Beatrice Padovan, Florence Scott und Theo Wollweber danke ich dafür, daß sie mir jeweils auf ihre individuelle Weise die praktischen und theoretischen Grundlagen ihrer Arbeit nahe gebracht haben und trotz auch zum Teil abweichender Vorstellungen meinen Fragen und Diskussionen standhielten.

Meiner Sekretärin, Margit Hertweck, ist es zu verdanken, daß das Manuskript so hervorragend aufgearbeitet werden konnte. Ohne ihr Engagement und ihre Geduld hätte ich mein Vorhaben nicht verwirklichen können.

Bei der Durchsicht des Manuskriptes – sowohl des ursprünglichen Artikels als auch des gesamten Buches – unterstützten mich Dr. Erdmute von Bezold, Dr. Mechthild Huemerlehner, Dr. Bettina Kannegießer, Kirsten Messner-Wentzel, Dr. Gudrun Veiel und Helga Würz. Ihre Kritik und ihre Vorschläge waren für mich sehr wertvoll, ebenfalls ihre Verbundenheit zu mir und meiner Familie.

Danken möchte ich Frau Ingeborg Liebenstund, Herausgeberin der Fachbuchreihe Pflaum Physiotherapie für ihre fachkompetente Beratung.

Mein Mann und meine Kinder haben mich in der Zeit, in der das Manuskript entstand, tatkräftig und moralisch unterstützt. Besonders dankbar bin ich dafür, wie selbstverständlich meine Töchter mit der Behinderung ihres Bruders auf der einen Seite und mit meinen Patienten als Bestandteil meines Lebens auf der anderen Seite umgehen. So war es nur natürlich, daß sie sich für das Manuskript, die darin enthaltenen Bilder und beschriebenen Inhalte interessierten und manches in ihrer fröhlichen, unvoreingenommenen Art treffend kommentierten. Auch hierdurch entstanden Anregungen und Vorschläge, die ich wiederum im Manuskript verwenden konnte.

8 Glossar

Zwar hätte ich auch ganz auf medizinische Fachausdrücke verzichten können. Da manche Zusammenhänge und Tatsachen sich jedoch einfach besser in der Fachsprache beschreiben lassen, finden Sie hier die Übersetzung dieser medizinischen Fachausdrücke.

ACTH-Therapie: Eingesetzt bei Patienten mit Epilepsie. ACTH (Adrenocorticotropes Hormon) reguliert die Synthese und Ausschüttung von Glukocorticoiden (z.B. Cortison) in der Nebennierenrinde. Hierdurch wird bei verschiedenen Patienten eine Reduktion der Krampfanfälle in bezug auf Häufigkeit und Intensität erreicht.

akustisch: Auf das Gehör bezogen.

Angelman-Syndrom: Genetische Störung am 15. Chromosom, die zu starker geistiger Behinderung, fehlender Sprache und Koordinationsschwierigkeiten führt.

Aphasie: Fehlende Sprache, wobei der Ausdruck Aphasie nur dann gebraucht werden sollte, wenn es sich um einen Verlust der Sprache handelt und nicht um eine Spracherwerbsstörung (siehe dort). Die klassische Aphasielehre unterteilt in etliche unterschiedliche Aphasien. Die wichtigsten sind die sensorische Aphasie (das Sprachverständnis ist gestört) und die motorische Aphasie (die Sprache kann nicht formuliert werden), wobei jeweils im Gegensatz zur Dysarthrie die zur Funktion der zum Sprechen benötigten Muskulatur erhalten ist.

Asphyxie: Atemstillstand infolge Atemlähmung oder Atemwegsverlegung.

ataktisch:	Unregelmäßige oder zittrige Bewegungen durch Störung der Bewegungskoordination. Zielgerichtete Bewegungen sind nur erschwert möglich.
Cerebellitis:	Entzündung des Kleinhirns.
Cerebralparese:	Fehlfunktion der Muskulatur durch Großhirn-, Kleinhirn- und Hirnstammschäden.
Circulus vitiosus:	Teufelskreis
Contusio cerebri:	Hirnprellung mit der häufigen Symptomatik einer Gehirnerschütterung.
Cortex cerebri:	Großhirnrinde im Unterschied z. B. zu Diencephalon (Zwischenhirn), Mesencephalon (Mittelhirn) und weiteren Gehirnabschnitten.
Co-Therapeut:	Personen, die von Therapeuten angeleitet werden und mit den Patienten die Therapie durchführen.
Daumen-Opposition:	Die Fähigkeit, mit dem Daumen gegen die einzelnen gleichseitigen Finger zu tippen. Die einfache Form ist der Pinzetten- bzw. Zangengriff als korrekte Greifhaltung, wenn beim Greifvorgang Daumen und Zeigefingerspitze gezielt eingesetzt werden können.
Dominanz:	Vorherrschend. Eine Seite wird bevorzugt, so z. B. beim Rechtshänder die rechte Seite, wobei möglichst eine durchgehende Seitendominanz für Auge, Ohr, Hand und Fuß bestehen sollte.
Down-Syndrom:	Trisomie des 21. Chromosoms, dies bedeutet, daß das 21. Chromosom nicht wie üblich zweimal, sondern dreimal vorhanden ist. Die Symptomatik schließt unter anderem geistige Behinderung, Muskelhypotonie, verzögerte Gesamtentwicklung mit jeweils sehr ähnlichem Erscheinungsbild trotz unterschiedlicher Ausprägung, ein.
Dysdiadochokinese:	Störung der Fähigkeit, die Hände z. B. im Sinne einer Pronation/Supination (Drehbewegung der Hände) in schneller Folge zu bewegen.
Dysgrammatismus:	Schwierigkeiten, die Sprache nach den Regeln der Grammatik zu gebrauchen.

Dyskalkulie:	Rechenschwäche
Echolalie:	Häufiges Wiederholen von Silben und Wörtern.
Genese:	Ursache bzw. Entstehung
Halluzination:	Sinnestäuschung, wobei alle Wahrnehmungsbereiche betroffen sein können, ohne daß ein entsprechendes Objekt hierfür vorhanden wäre.
Hirnödem:	Vermehrter Flüssigkeitsgehalt in den Gewebsspalten des Gehirns.
Homolaterales Muster:	Bewegungsform mit gleichseitiger Bewegung der Extremitäten, z. B. rechter Arm und rechtes Bein abwechselnd mit linkem Arm und linkem Bein. Vergleiche hierzu Kreuzmuster.
Hydronephrose:	Harnstauungsniere.
Hyperaktivität:	Entwicklungsauffälligkeit mit psychomotorischer Unruhe, erhöhter Ablenkbarkeit und Konzentrationsschwierigkeit, die unter anderem auch auf eine minimale Teilleistungsstörung zurückzuführen sein kann.
hyperton:	Mit erhöhtem Druck oder mit erhöhter Spannung.
Hypersensibilität:	Überempfindlichkeit im taktilen Bereich.
Hyposensibilität:	Unterempfindlichkeit im taktilen Bereich.
hypoton:	Mit zu wenig Druck bzw. zu wenig Spannung.
infantil:	Kindlich.
Intentionstremor:	Unwillkürliches Zittern von Extremitäten bei Bewegungen.
interdisziplinär:	Mehrere Fachrichtungen betreffend.
kinästhetisch:	Betrifft die Bewegungsempfindung oder auch die Qualität der Tiefensensibilität.
Koma:	Tiefe Bewußtlosigkeit.
Konvergenzreaktion:	Annäherung der Augenachse, indem beide Augen sich beim Fixieren naher Gegestände nach innen bewegen.
Koordinationsstörung:	Störung im harmonischen Zusammenspiel der bei einer Bewegung tätigen Muskulatur.

Krabbeln:	Bewegung auf dem Boden auf Händen und Knien, korrekt im Kreuzmuster (siehe dort).
Kreuzmuster:	Überkreuztes Bewegungsmuster Einsatz z. B. des rechten Armes zusammen mit dem linken Bein und umgekehrt.
Kurzzeitgedächtnis:	Gedächtnis für die ersten Sekunden, im Vergleich zum Arbeitsgedächtnis, welches dem Gedächtnis für die ersten Minuten entspricht und dem Langzeitgedächtnis, welches gespeicherten Erinnerungen, die aus dem Arbeitsgedächtnis übertragen worden sind, entspricht.
Legasthenie:	Übersetzt bedeutet dieser Ausdruck Leseschwäche, steht jedoch häufig für **L**ese- und **R**echtschreib-**S**chwäche (LRS). Aufgrund von Hirnteilleistungsstörungen, mit normaler Intelligenz.
MCD:	Minimale Cerebrale Dysfunktion: leichte Hirnfunktionsstörung, wobei meistens die Ursache nicht bekannt ist und die Auswirkung so minimal ist, daß die Kinder häufig erst in der Schule auffällig werden. Der Begriff wird heute ersetzt durch Minimale Teilleistungsstörungen.
Megadosen:	Große Dosen.
Megaureter:	Erweiterung des Harnleiters.
Minimale Teilleistungsstörungen:	Leichte Störung in verschiedenen Bereichen, siehe MCD.
Motorisch:	Der Bewegung zugehörig.
neuroanatomisch:	Der Anatomie des Nervensystems zugehörig.
Noonan-Syndrom:	Genetisch bedingte psychomotorische Entwicklungsstörung.
Nystagmus:	Unwillkürliches Zittern der Augen, entsprechend der Ursache mit verschiedenen Ergänzungen versehen, zum Beispiel Lagenystagmus, kalorischer Nystagmus, Spontannystagmus etc.

Okklusionsverband:	Ein Auge wird abgedeckt, damit das andere zum Sehen angehalten wird.
Ontogenese:	Entwicklung des Einzelwesens.
optisch:	Dem Sehsystem zugehörend.
paradox:	Widersinnig, hier aufgeführt als paradoxe Atmung, wobei dies bedeutet, daß beim tiefen Einatmen der Brustkorb und der Bauchraum nicht gedehnt werden, sondern der Bauch eingezogen wird.
Parameter:	Größe, von der eine Funktion abhängt.
Patterning:	Bewegungsmuster
Phylogenese:	Stammesentwicklung
Physiotherapie:	Physikalische Therapie als Behandlung von Krankheiten mit natürlichen Mitteln wie z. B. Wasser, Wärme, Kälte oder auch Bewegung und Krankengymnastik.
Pinzettengriff:	Griff, bei dem Daumen und Zeigefingerspitze sich berühren. Die beiden Finger sind gestreckt und entsprechen so dem Bild einer Pinzette (siehe Zangengriff).
Plastizität des Gehirns:	Gehirnzellen, die ursprünglich nicht benötigt worden wären, können die Funktion von abgestorbenen Gehirnzellen übernehmen.
Pronation:	Drehung der Hände mit Einwärtsdrehung des Daumens, so daß die Handfläche z. B. auf dem Tisch aufliegt. Als Eselsbrücke: Die Hand sieht jetzt wie ein »Brot« aus (siehe Supination).
Psychomotorik:	Gesamtheit der durch psychische Vorgänge geprägten Bewegungen oder auch Zusammenspiel von Geist und Motorik.
Psychopharmaka:	Medikamente, die zentral wirken und zur Beeinflussung von psychischen Funktionen eingesetzt werden.
Pupillenreflex:	Die Pupillen reagieren auf Licht mit einer Engstellung.
Refraktometrie:	Methode, mit der nach Weittropfen der Pupillen genau die Sehschärfe bestimmt werden kann, auch bei Patienten, die sich diesbezüglich nicht äußern können.

Retardierung:	Verzögerung der Gesamtentwicklung bei Kindern, z. B. als psychomotorische Retardierung.
Robben:	Vorwärtsbewegung auf dem Boden mit Auflage des Bauches auf dem Boden, üblicherweise im Kreuzmuster.
Sensibilität:	Empfinden durch die unterschiedlichen Sinnesorgane. Dieser Begriff wird am ehesten eingesetzt bei Berührungsempfindungen unterschiedlicher Art, weniger bei Empfindungen des akustischen oder z. B. optischen Systems.
Sensorik:	Empfindung, meistens im Unterschied zur Motorik.
Spastik:	Vermehrung des Muskeltonus (siehe hyperton), auch gebraucht als erweiterter Ausdruck wie z. B. spastische Tetraplegie (siehe dort).
Spracherwerbsstörung:	Verzögerte oder fehlende Entwicklung des Spracherwerbs. Der genaueren Beschreibung wegen sollte ebenfalls eine Unterteilung in sensorische Spracherwerbsstörung und motorische Spracherwerbsstörung erfolgen. Abgrenzung zur Aphasie siehe dort.
Stereognosie:	Die Fähigkeit, Gegenstände alleine durch Betasten zu erkennen.
Stereotypie:	Regelmäßig wiederkehrende Bewegungen oder auch sprachliche Äußerungen, die häufig im Zusammenhang mit autistischen Verhaltensweisen auftreten, wobei Autismus am ehesten umschrieben werden kann mit einem Sichzurückziehen in die eigene Erlebnis- und Gefühlswelt ohne Kontakt zur Umwelt aufnehmen zu können.
Supination:	Drehbewegung der Hände mit dem Daumen nach außen und z. B. dem Handrücken auf dem Tisch (als Eselsbrücke: Man könnte »Suppe aus der Hand trinken«).
taktil:	Den Tastsinn betreffend.
Tetraplegie:	Komplette Lähmung aller vier Gliedmaßen, wobei mit Lähmung eine Minderung oder der Verlust der Fähigkeit, einen oder mehrere Muskeln zu bewegen, bezeichnet wird.

                                    Tetraplegie wird häufig im Zusammenhang mit dem Ausdruck spastische Tetraplegie angewandt.

Totraumvergrößerer: Als Totraum bei der Atmung wird das Volumen bezeichnet, welches nicht am Gasaustausch teilnimmt.

Trauma: Verletzung.

visuell: Das Sehen betreffend.

Wachkoma: Durchgangsstadium nach dem Koma.

Zangengriff: (siehe Pinzettengriff) Griff, bei dem Daumen und Zeigefingerspitze sich berühren. Die Finger sind gebeugt wie bei einer Zange.

zentral: Ursprünglich den Mittelpunkt bildend. In diesem Zusammenhang jedoch immer in bezug auf das Gehirn als Zentrum benutzt.

Bezugsquellen, Herstellerfirmen

Die in diesem Buch erwähnten bzw. abgebildeten Spiele und Therapiegeräte wurden von folgenden Firmen bezogen:

- FREI, 79199 Kirchzarten: **Krabbelwagen-Metall, Größe 2** (Abb. 13, 14, 15)
- GUMMI-GRÜN, 50667 Köln: **Kauschlauch** (Abb. 26 und S. 155, 101)
- HOENING, Spezialfahrzeuge GmbH, 71229 Leonberg: Rollfiets (Klappen)
- HOLZ-HOERZ, 72521 Münsingen: **Gehleiter** (S. 33). Der **Krabbelwagen** (Abb. 59) und das **Krabbelfix** (S. 28) wurden in Zusammenarbeit mit der Firma Holz-Hoerz entwickelt
- MAPA, 27404 Zeven **NUK-Trainer** (bzw. **NUK-Sauger**) nach PADOVAN (S. 101)
- MB-HASBRO, 59494 Soest: **Looping Louie** (Abb. 38)
- NIC Spiel + Art GmbH, 88463 Laupheim **Kullerbahn** (Abb. 37)
- PRIVAT-SCHREINEREIEN: **Schräge Übungstherapierampe** (Abb. 10, 11) und **Über-Kopfleiter** (Abb. 17, 18)
- QUADRO-Spielgeräte, 21217 Seevetal: **Klettergerüst** (Klappen)
- RAVENSBURGER, 88213 Ravensburg: **Colorama** (S. 81), **Quips** (S. 88), **Was passt zusammen?** (S. 81), Blinde Kuh (S. 71).
- RIFTON, 57638 Neitersen: **Gehlernwagen** (S. 33)
- SCHUBI-Lehrmittel GmbH, 78244 Gottmadingen: **Legasthenie-Unterlagen** (Klappen und Titelbild)
- SPORT-THIEME GmbH 38367 Grasleben: **Schräge Übungstherapierampe** (Abb. 12, 30, 59)
- WEHRFRITZ-GmbH, 96473 Rodach bei Coburg: **Fühlsäckchen mit Holzfiguren** (Abb. 30)

Autorin:
Dr. med. Christel Kannegießer-Leitner.
Sibyllenstr. 3, 76437 Rastatt

Die Deutsche Bibliothek – CIP-Einheitsaufnahme

Kannegießer-Leitner, Christel:
Ihr könnt mir wirklich helfen : Psychomotorische Ganzheitstherapie für entwicklungsauffällige und mehrfach behinderte Kinder ; Ein Leitfaden für Eltern, Therapeuten, Ärzte und Pädagogen / Christel Kannegießer-Leitner. – München ; Bad Kissingen ; Berlin ; Düsseldorf ; Heidelberg : Pflaum, 1998
  (Pflaum Physiotherapie)
  ISBN 3-7905-0763-6

ISBN 3-7905-0763-6
Copyright 1998 by Richard Pflaum Verlag GmbH & Co. KG
München · Bad Kissingen · Berlin · Düsseldorf · Heidelberg
Alle Rechte, insbesondere die der Übersetzung, des Nachdrucks, der Entnahme von Abbildungen, der Funksendung, der Wiedergabe auf fotomechanischem oder ähnlichem Wege und der Speicherung in Datenverarbeitungsanlagen, bleiben, auch bei nur auszugsweiser Verwertung, vorbehalten.
Satz: Pustet, Regensburg
Druck und Bindung: Grafo S. A., Bilbao

Das Graphomotorische Arbeitsbuch

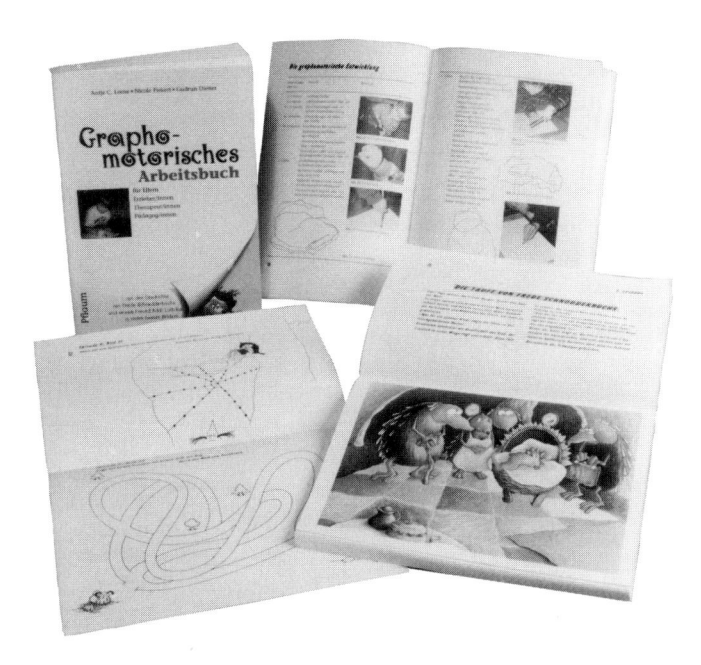

Antje-Catrin Loose/Nicole Piekert/Gudrun Diener
Graphomotorisches Arbeitsbuch
mit der Geschichte von Frede Schnodderbüchs und seinem Freund Addi Luftikus in vielen bunten Bildern
294 S. mit 98 Fotos, vielen Zeichnungen, 20 ganzseitigen Farbtafeln und 90 Arbeitsblättern, Format DIN A4
ISBN 3-7905-0745-8

Nach der Darstellung der neurophysiologischen, entwicklungspsychologischen und graphomotorischen Grundlagen ist die fantasievolle Bildgeschichte von einem kleinen Igel und seinem Freund, dem Adler Ausgangspunkt für die praktischen Übungen. Zu jeder der zwanzig Episoden gibt es Vorübungen und Arbeitsblätter, die zum Erlernen der Schreibfähigkeit hinführen. Ein Arbeitsbuch, das therapiebegleitend – aber auch im Sinne früher Förderung – gegen Störungen der Schreibentwicklung eingesetzt werden kann.

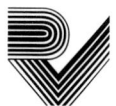

Richard Pflaum Verlag GmbH & Co. KG
Lazarettstr. 4, 80636 München, Tel. 089/12607-233, Fax 089/12607-200
http://www.pflaum.de/

»Pflaum Physiotherapie« PÄDIATRIE

Mechthild Brocke u.a.
Atemtherapie für Säuglinge und Kinder
107 S. mit 81 Abb., kart.,
ISBN 3-7905-0714-8

Rodolfo Castillo Morales
Die Orofaziale Regulationstherapie
192 S. mit 205 Abb., kart.,
ISBN 3-7905-0575-7

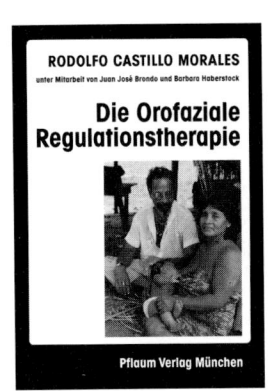

Margret Feldkamp
Das zerebralparetische Kind
Konzepte therapeutischer Förderung
179 S. mit 55 Abb., kart.,
ISBN 3-7905-0735-0

Margret Feldkamp u.a.
Krankengymnastische Behandlung der Infantilen Zerebralparese
4., neubearb. Aufl., 275 S. mit 249 Abb., kart.,
ISBN 3-7905-0547-1

Renate Holtz
Therapie- und Alltagshilfen für zerebralparetische Kinder
282 S. mit 215 Abb., kart.,
ISBN 3-7905-0757-1

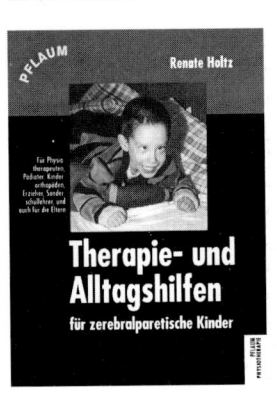

Sabine Kollmuß/ Siegfried Stotz
Rückenschule für Kinder – ein Kinderspiel
190 S. mit 154 Abb., kart.,
ISBN 3-7905-0715-6
„Das Buch kann man uneingeschränkt empfehlen. Die detaillierten Stundenbilder mit ihren sehr ansprechenden Übungsbeispielen finden sicher Gefallen und regen die Kinder zum Mitmachen an".
(Dr. B. Reinhardt, Verband der dt. Rückenschulen e.V.)

Elke Lommel-Kleinert
Handling und Behandlung auf dem Schoß
in Anlehnung an das Bobath-Konzept
176 S. mit 190 Fotos, kart.,
ISBN 3-7905-0755-5

Emmi Pikler
Laßt mir Zeit
Die selbständige Bewegungsentwicklung des Kindes bis zum freien Gehen
Zusammengestellt und überarbeitet von Anna Tardos
2. Aufl., 246 S. mit 255 Abb., kart.,
ISBN 3-7905-0767-9

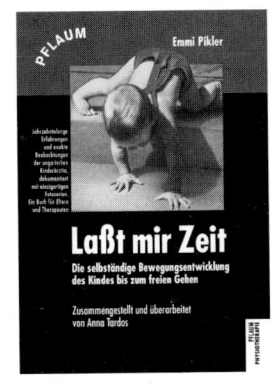

Gertrud Röttger
Sensomotorische Erlebnisspiele mit der Holzspielbahn
192 S. mit 325 Fotos, kart.,
ISBN 3-7905-0592-7

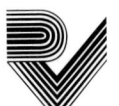

Richard Pflaum Verlag GmbH & Co. KG
Lazarettstr. 4, 80636 München, Tel. 089/12607-233, Fax 089/12607-200
http://www.pflaum.de/